Dr. Angela Fetzner

Die Lymphe in Fluss bringen

Heilen und Stärken durch ganzheitliche Selbstbehandlung

Achiel Verlag

Dr. Angela Fetzner

Die Lymphe in Fluss bringen

Heilen und Stärken durch ganzheitliche Selbstbehandlung

Bibliografische Information der Deutschen Nationalbibliothek
Die Deutsche Nationalbibliothek verzeichnet diese Publikation in der Deutschen Nationalbibliografie; detaillierte bibliographische Daten sind im Internet über http://dnb.dnb.de abrufbar.

4. Auflage 2022

Herstellung BoD - Books on demand - 22848 Norderstedt

Herausgeber & Vertrieb:

Achiel Verlag

Gartenstr. 10 - 56462 Höhn

Covergestaltung: ZERO Werbeagentur, München unter Verwendung von Motiven von shutterstock.com

Cover-Foto: © valuavitaly depositphotos®

ISBN 9783986680152

Inhaltsverzeichnis

Das Lymphsystem – Kläranlage unseres Körpers

Als Müllabfuhr des Körpers vernichtet das Lymphsystem schädliche und unbrauchbare Stoffe wie Krankheitserreger, Stoffwechselschlacken, Toxine und Zelltrümmer.

Das Lymphsystem ist daher ein überaus wichtiger Teil der Immunabwehr und der körpereigenen Entgiftung.

Die Lymphe muss im Fluss bleiben

Das Lymphsystem muss regelmäßig gereinigt, aktiviert und entgiftet werden, um im natürlichen Fluss zu bleiben. Wird das Lymphsystem jedoch kontinuierlich mit zu viel Abfall überlastet, gerät der Fluss ins Stocken. Die Lymphe fließt nur noch sehr langsam und schleppend, bis sich schließlich ein Lymphstau entwickelt. Infolgedessen können nicht mehr alle problematischen Stoffe vernichtet werden, als Folge können sich zahlreiche chronische Krankheiten entwickeln.

Welche Krankheiten sind mit einem gestörten Lymphfluss verbunden?

Ein Lymphstau kann zahlreiche Beschwerden wie ein geschwächtes Immunsystem, eine gesteigerte Anfälligkeit für Erkältungen, chronische Nasennebenhöhlen- und Halsentzündungen nach sich ziehen.

Auch allgemeine Befindlichkeitsstörungen, unerklärliche Müdigkeit, Leistungsabfall, Konzentrationsschwierigkeiten und chronische Kopfschmerzen können Folge eines Lymphstaus sein. Geschwollene Augen, dicke Beine und Arme sowie Allergien, Akne und Menstruationsbeschwerden können ebenso auf eine Schwäche des Lymphsystems hinweisen.

Darüber kann sich aus einer anhaltenden Abflussstörung ein Lymphödem entwickeln.
Langfristig können sogar schwere chronische Erkrankungen, bspw. auch Krebserkrankungen, resultieren.

Wie die Lymphe wieder in Schwung kommt
In diesem Ratgeber wird ein ganzheitliches und harmonisch aufeinander abgestimmtes Übungsprogramm vorgestellt, welches geeignet ist, die träge Lymphe wieder in den natürlichen Fluss zu bringen. Das mehrstufig aufgebaute Programm besteht bspw. aus Atemübungen sowie sanfter Gymnastik.
Weiter werden sämtliche Griffe zur Selbstmassage/ Lymphmassage erklärt. Im Detail wird weiter geschildert, wie Sie einzelne Körperbereiche (Gesicht, Achseln, Hals/Nacken, Füße, Beine, Arme, Bauch/Brust usw.) massieren können.
Viele weitere Selbstanwendungen, wie spezielle Lymphmassagen zum Entgiften/ bei Kopfschmerzen/ zur Vorbeugung von Erkältungen runden den Ratgeber ab.
Neben Anleitungen zur Gymnastik und Selbstdrainage/-massage werden viele weitere Tipps gegeben, wie das Lymphsystem u. a. mit allgemeiner Bewegung, der richtigen Ernährung sowie Atemübungen in Balance gehalten werden kann.

In diesem Buch werden alle bewährten und effektiven Methoden der Selbstbehandlung geschildert, die sich als wirksam für eine grundlegende Aktivierung, Entgiftung und Reinigung der Lymphe erwiesen haben.
Es handelt sich hierbei um alltagstaugliche, motivierende und effiziente Maßnahmen zur Selbstbehandlung.

In diesem Ratgeber finden Sie zahlreiche praktische Übungen, farbig illustriert und anschaulich erklärt.

Mit Unterstützung der vorgestellten, ausgewählten Anwendungen werden Sie bereits nach kurzer Zeit wieder mehr Vitalität, Kraft und Lebensfreude verspüren.

Die Autorin berät und informiert als promovierte Apothekerin seit mehr als zwei Jahrzehnten zahlreiche Kunden. Als unabhängige Autorin und Apothekerin fühlt sich die Verfasserin dieses Buchs nur der Gesundheit und dem Wohl der Menschen verpflichtet.

Entgiftung über das Lymphsystem

Während etwa die Darmreinigung oder auch die Leberentgiftung ganz oben auf dem Programm jeder Entgiftungstherapie stehen, wird die Entgiftung des Lymphsystems meist allzu stiefmütterlich behandelt. Dies rührt sicher auch daher, dass das Lymphsystem weitgehend im Verborgenen agiert und damit zu den allgemein vernachlässigten Teilen unseres Körpers gehört. Meist kümmern wir uns erst um das Lymphsystem, wenn das Kind schon in den Brunnen gefallen ist – wobei häufig gar nicht erkannt wird, dass viele Beschwerden auf einen gestörten Lymphfluss zurückzuführen sind.

Die Entgiftungsfunktion des Lymphsystems ist jedoch von immenser Bedeutung, da über diesen Weg die von körpereigenen Abwehrzellen isolierten Schadstoffe (Chemikalien, Medikamentenrückstände, Gifte, Schlacken, alte und unbrauchbare Zellen, Zelltrümmer, Krebszellen, Bakterien und Viren) zunächst vernichtet und anschließend zur Ausscheidung gebracht werden.

Man kann das Lymphsystem daher mit Fug und Recht als die Kläranlage unseres Körpers bezeichnen – wenn diese Kläranlage und dieses ausgezeichnete Filtersystem jedoch nicht mehr reibungslos funktionieren, wird der Körper mit Giften, Bakterien, Viren, Pilzen, Zelltrümmern, Schlacken und entarteten Zellen überschwemmt.

Dass dies der Beginn zahlreicher akuter und chronischer Krankheiten ist, braucht angesichts der drohenden Schadstoffflut in unserem Körper nicht näher erläutert werden.

Eine ganzheitliche Lymphbehandlung ist also eine der wichtigsten Maßnahmen zur Heilung und Vorbeugung von Krankheiten aller Art – denn nur durch kontinuierliche Klärung wird das Körperwasser wunderbar sauber und gesund gehalten.

Man muss es dem Lymphsystem im Übrigen auch hoch anrechnen, dass es sich v. a. auch des groben und unhandlichen Abfalls annimmt: So nehmen die Lymphkapillaren Bakterien, Bakteriengifte, Viren, Pilze, Schwermetalle, Chemikalien, Zelltrümmer, funktionsuntüchtige und entartete Zellen auf und transportieren diesen hochgiftigen Müll, der in der Lymphflüssigkeit schwimmt, zu den Lymphknoten. Die Reinigung der mit Abfall schwer beladenen Lymphe findet schließlich in den Lymphknoten statt, welche als Filter- und Entgiftungsstation des Lymphsystems fungieren. Denn die Lymphknoten schnappen sich alle Arten von Schadstoffen und machen diese unschädlich - die gereinigte Lymphe wird anschließend in den Blutkreislauf übergeben. Dass unsere Gesundheit also maßgeblich von der Leistungsfähigkeit des Lymphsystems abhängt, darf nicht wundernehmen - ist doch das Lymphsystem geradewegs die Polizei und der Wächter für unsere Gesundheit.

So sind die Lymphknoten vollgepackt mit Fresszellen und Lymphozyten, welche mit großem Appetit Bakterien vernichten und Krebszellen buchstäblich auffressen. Kein Wunder, dass das Lymphsystem bei einer derartigen Leistungsfähigkeit von allen Seiten pausenlos mit Abfällen aller Art wie Giftstoffen, Bakterien, Viren, Parasiten, Pilzen, Schlacken, Verschleimungen und entarteten Zellen überhäuft wird.

Gerade auch der Abfall, der für die anderen Entgiftungsorgane zu grob, zu sperrig oder einfach zu giftig ist, wird vom selbstlosen Lymphsystem ohne Murren und Klagen übernommen.

Wird das Lymphsystem aber kontinuierlich überlastet und wird weiter die Lymphtätigkeit nicht genügend angeregt, so lässt die Leistungsfähigkeit der Lymphknoten bzw. der darin befindlichen Abwehr- und Fresszellen nach. Die Lymphe fließt nur noch sehr langsam und schleppend, bis sich schließlich ein Lymphstau entwickelt.

Man kann den Lymphstau ohne Weiteres mit einem stehenden Gewässer vergleichen, in das Gift geleitet wird - da der Fluss des Gewässers behindert ist, können Gifte nicht mehr abtransportiert werden, infolgedessen stirbt der Fluss ab. Das drastische Bild des abgestorbenen Flusses kann man durchaus auf unser Lymphsystem übertragen: Bei Überlastung des Lymphsystems können Gifte und Schlacken aus der Lymphflüssigkeit ins Blut gelangen und auf diese Weise eine schleichende, aber verhängnisvolle Vergiftung des Körpers herbeiführen.

Ein Lymphstau kann zahlreiche Beschwerden wie geschwollene Augen, dicke Beine und Hände sowie Cellulite nach sich ziehen. Auch unerklärliche und bleierne Müdigkeit, Leistungsabfall, Konzentrationsschwierigkeiten, chronische Kopfschmerzen sowie andere Arten von Schmerzen, Anfälligkeit für Erkältungen, chronische Nasennebenhöhlenentzündungen, Halsentzündungen, Allergien, Akne und Menstruationsbeschwerden können Folge eines Lymphstaus sein. Langfristig können sogar schwere chronische Erkrankungen, bspw. auch Krebserkrankungen, resultieren.

Da das Lymphsystem außerdem nicht nur für die Entgiftung zuständig ist, sondern neben dem Darm der wichtigste Teil unseres Immunsystems ist, kann der ganzheitlichen Lymphreinigung gar nicht genug Beachtung geschenkt werden.

Daneben gibt es noch ein besonderes Merkmal des Lymphsystems, welches dessen regelmäßige Entgiftung umso wichtiger werden lässt. Die Gefäße des Lymphsystems verlaufen parallel und benachbart zu den Blutgefäßen. Dennoch gibt es einen signifikanten Unterschied zwischen dem Blutkreislauf und dem Lymphsystem: Während der Blutkreislauf von der Pumpe des Herzens angetrieben wird, hat das Lymphsystem keine derartige Pumpe und damit keinen Antrieb, um die Flüssigkeit zirkulieren zu lassen. Deshalb ist das Lymphsystem auf eine Aktivierung von außen angewiesen, welcher wir ausreichend Aufmerksamkeit schenken müssen.

Ein ausreichender Lymphfluss ist auch deswegen sehr wichtig, weil die Lymphe nur sehr langsam fließt – innerhalb eines Tages werden bis zu 3 l Flüssigkeit durch die Lymphgefäße transportiert. Zum Vergleich: Die gesamte Blutmenge eines Menschen (ca. fünf Liter) wird in etwa einer Minute durch den Kreislauf geschleust.

Warum die Lymphe fließen muss

Jeden Tag produziert der menschliche Körper – von uns weitgehend unbemerkt - zwischen zwei und drei Litern Lymphe, die durch ein fein verästeltes System von Lymphgefäßen durch den Körper transportiert wird.

Die Lymphe erfüllt hierbei vor allem drei Aufgaben

- Sie dient der Rückführung von Flüssigkeit in den Blutkreislauf.
- Sie transportiert Nährstoffe, vor allem Fette, an ihren Bestimmungsort.
- Sie leitet potenzielle Krankheitserreger an die Lymphknotenstationen weiter, um das immunologische Abwehrsystem zu aktivieren.

Darüber hinaus sammelt die Lymphe Abfallstoffe wie Harnstoff, Fremdmaterialien (beispielsweise Pigmente von Tätowierungen), geschädigte, sterbende oder abgestorbene körpereigene Zellen und Mikroorganismen. Eigens darauf spezialisierte Fresszellen, die Makrophagen, vernichten einen Großteil der Abfallstoffe, indem sie diese ***phagozytieren***, also mit großem Appetit auffressen.

Das Lymphgefäßsystem unterscheidet sich in zwei wesentlichen Punkten vom Blutkreislauf: Zum einen handelt es sich nicht um einen geschlossenen Kreislauf, stattdessen beginnen die Lymphkapillaren blind inmitten von Gewebe. Zum anderen sind die Wände der Lymphgefäße mit Lücken versehen, die den steten Zustrom auch von größeren Abfallstoffen und Zellen ermöglichen.

Lymphkapillaren sind übrigens fast überall im Körper vorhanden, sogar im Gehirn. Frei von Lymphkapillaren sind nach aktuellem Forschungsstand nur das Knochenmark und der Knorpel.

Ohne den konstanten Fluss der Lymphe treten früher oder später Krankheiten auf. Mikroorganismen können sich leichter vermehren, wenn sie nicht dem Immunsystem zugeführt oder gemeldet werden. Infektionen und Entzündungen können die Folge sein. Der Lymphfluss ist folglich essenziell für ein funktionstüchtiges und starkes Immunsystem.

Zusätzlich sind die Muskeln und Fettzellen auf das Fett angewiesen, das die Lymphe unter Umgehung des Leberkreislaufs direkt zu den Empfängern bringt.

Eine Ansammlung von Lymphflüssigkeit wird als Lymphödem bezeichnet. Ein Lymphödem muss zeitnah und konsequent behandelt werden, da sich das Gewebe durch das Ödem verändert und immer derber und härter wird. Ab einem gewissen Maß der Fibrose - das ist eine bindegewebige Verhärtung von Gewebe - ist der Prozess nicht mehr umkehrbar.

Das Lymphgefäßsystem wird von einigen bösartigen Krebsarten ***„zweckentfremdet"*** und dient den Krebszellen als weiterer Ausbreitungsweg zur Ausbildung von Metastasen (Tochtergeschwülsten). Aus diesem Grund gehört bei vielen Krebserkrankungen je nach Maß der Ausbreitung die mehr oder weniger radikale Entfernung von Lymphknoten zur Behandlung unabdingbar dazu. Diese notwendige Therapie zieht nach sich, dass (ehemalige) Krebspatienten und -patientinnen häufiger an Störungen des Lymphflusses sowie an Lymphödemen leiden.

Das Lymphgefäßsystem

Im Gewebe des Körpers kommt es zu einem Stoff- und Flüssigkeitsaustausch zwischen Blutgefäßen und Extrazellulärraum. Im Extrazellulärraum sammelt sich alles an, was die Blutgefäße überlasten würde (Schadstoffe, zu große Moleküle) - Das Lymphgefäßsystem erklärt sich bereit, diesen Überschuss aus der Blutbahn aufzunehmen und dessen Transport zu übernehmen.

Das Lymphgefäßsystem ist weiter für die Reinigung und Entgiftung des Körperwassers verantwortlich - denn durch das Lymphsystem wird das Körperwasser sauber, gesund und klar gehalten. In den Lymphgefäßen sammeln sich Bakterien, Schwermetalle, Zelltrümmer, Bakteriengifte, Chemikalien, Viren, Pilze, entartete Zellen sowie nicht mehr funktionstüchtige Zellen. Das ganze Abfallmaterial schwimmt in der Lymphflüssigkeit, bis es seine Filterstation, die Lymphknoten, erreicht. Dort kann die mit Müll und Giften beladene Lymphflüssigkeit ihren Ballast abgeben. Eine hohe Lymphknotendichte ist in den Leisten, am Hals und in den Achselhöhlen zu finden.

In den Lymphknoten werden Krankheitserreger und Gifte vernichtet - so sind die Lymphknoten bspw. vollgepackt mit Fresszellen, weshalb hier Krebszellen vernichtet, Gifte neutralisiert und Bakterien eliminiert werden können.

Das Lymphsystem ist neben dem Blutkreislauf das wichtigste Zirkulations- und Transportsystem unseres Körpers. Im Gegensatz zum Blutkreislauf wird das Lymphgefäß-System jedoch nicht von einer zentralen Pumpe angetrieben.

Das Lymphsystem besteht aus den Lymphbahnen als Leitungsbahnen, den Lymphknoten und der Lymphflüssigkeit (Lymphe).

Das Lymphsystem ist ein aus Lymphgefäßen bestehendes Einbahnsystem des menschlichen Körpers, dessen Hauptfunktion der Rücktransport der Lymphe aus der Peripherie in den zentralen Blutkreislauf ist. Das Lymphgefäßsystem ist Teil des lymphatischen Systems.

Das Lymphgefäßsystem durchzieht unseren gesamten Körper, wobei es in enger Nachbarschaft zum Blutgefäßsystem verläuft, um mit diesem interagieren zu können. So saugen die Lymphgefäße Flüssigkeit auf, die aus den Blutgefäßen in das Gewebe übertritt. Neben der Entwässerung des Gewebes übernimmt das Lymphsystem jedoch noch weitere wichtige Aufgaben.

So transportiert die Lymphe nicht nur überschüssiges Wasser, sondern auch diverse Nährstoffe. Vor allem größere Moleküle, welche nicht durch die Kapillarwand zurück in die Blutgefäße gelangen können, werden durch das Lymphsystem transportiert. Zu solchen größeren Molekülen gehören vornehmlich Fette (Lipide) und Eiweiße (Proteine).

Die Zellen werden außerdem von den Lymphgefäßen mit Nährstoffen versorgt – was die Zellen nicht gebrauchen können, bleibt in den Lymphgefäßen zurück. Die Zellen werden von der Lymphe jedoch nicht nur mit Nährstoffen gespeist – als ***„Dank"*** dafür laden die Zellen auch noch ihren eigenen Abfall wie bspw. Stoffwechselprodukte an die Lymphe ab.

Als Müllabfuhr des Körpers befördern die Lymphgefäße ebenfalls unbrauchbare und schädliche Bestandteile wie Zelltrümmer, Krankheitserreger und Toxine. Diese Störenfriede werden durch die Lymphgefäße zu den Lymphknoten verfrachtet, wo deren Vernichtung ansteht. Das Lymphsystem ist daher ein wichtiger Teil der Immunabwehr und der körpereigenen Entgiftung.

In den Lymphknoten vermehren sich die Lymphozyten explosionsartig, um den Massen an Eindringlingen Herr werden zu können. Die Reste der zerstörten Krankheitserreger und Zelltrümmer werden ins venöse Blut abgegeben und letztlich über die Nieren ausgeschieden.

Die Aufgabenbereiche des Lymphsystems sind nachfolgend nochmals zusammenfassend dargestellt.

Aufgaben des Lymphsystems

- Drainagefunktion: Abtransport von Flüssigkeit, Eiweißen, Zelltrümmern, Giften und Krankheitserregern aus dem Zwischenzellenraum.
- Immunfunktion: Die in den Lymphbahnen kursierenden Lymphozyten verspeisen Krankheitserreger aller Art. Damit erklärt sich auch, warum sich gerade im Bereich des Halses sehr viele lymphatische Strukturen (Lymphknoten, Mandeln) befinden: Hier ist die Haupteintrittspforte für Erreger aller Art. Bezüglich der Immunfunktion des Lymphsystems spielen auch die lymphatischen Organe eine wichtige Rolle (siehe Kapitel **„Lymphatische Organe"**).
- Entgiftung: Die Lymphbahnen transportieren allerhand Abfall zu den Lymphknoten, wo die Entgiftung der Lymphflüssigkeit stattfindet.
- Transportfunktion: Verschiedene Stoffe können z. B. aufgrund ihrer Größe (bspw. Fette) nicht über das Blutsystem transportiert werden – derartige Moleküle wählen dann der Einfachheit halber den Transportweg über die Lymphe.

Was ist Lymphe?

Der Begriff ***Lymphe*** lässt sich vom lateinischen Wort **lympha** ableiten, das mit ***„klarem Wasser“*** übersetzt werden kann. Allerdings ist die weißgelbe Lymphe nicht immer klar wie Wasser, sondern je nach Gehalt an Fett und Eiweiß auch gelegentlich trüb.

Die Farbe der Lymphe variiert je nach Körperregion: Während die Lymphe in den Extremitäten des Körpers klar und farblos ist, ist sie im Bauchbereich milchig weiß bis gelb. Dies rührt daher, dass die Lymphe im Magen-Darm-Bereich kleinste Fettpartikel aufnimmt.

Die Lymphe bildet das Zwischenglied zwischen der Gewebsflüssigkeit (Interzellularflüssigkeit) und dem Blutplasma. Die Lymphe entsteht, indem aus den Blutgefäßen Gewebsflüssigkeit abgepresst wird.

Lymphe besteht aus geformten Elementen (Zellen) und Lymphplasma. Ihr pH-Wert beträgt 7,41. Anfangs ist sie ähnlich wie die Gewebsflüssigkeit zusammengesetzt, aus der sie sich bildet.

Die Lymphe besteht aus der sogenannten Wasserlast, der Zelllast (Zelltrümmer, Krankheitserreger, weitere Schadstoffe), der Fettlast und der Eiweißlast.

Der Eiweißgehalt der Lymphe beträgt zwischen einem und fünf Prozent. Im Vergleich dazu ist der Eiweißgehalt des Blutes mit etwa sieben bis acht Prozent durchschnittlich doppelt so hoch. Dafür ist die Lymphe deutlich fettreicher als Blut, das nur Spuren von Fett enthält. Der Fettanteil der Lymphe liegt zwischen 2,5 und sechs Prozent - besonders hoch ist dieser nach der Passage des Magen-Darm-Traktes. Diese fettreiche Lymphe wird auch als **Chylus** bezeichnet, sie versorgt Muskel- und Fettzellen ohne Umweg über das Pfortader-System der Leber mit speicherbarer Energie.

Die Lymphe besitzt außerdem Gerinnungsfaktoren, die sie dazu befähigt, ähnlich wie Blut zu gerinnen.

Die Zellen, die sich von der Lymphe tragen lassen, sind vor allem Abwehrzellen unseres Immunsystems. In deutlich geringeren Mengen sind Mikroorganismen und defekte Körperzellen zu finden.

Die Bildung der Lymphe beginnt mit einem Filtrat, das durch den Austritt von Flüssigkeit aus den Blutgefäßen gebildet wird. Es ist das Resultat aus den entgegengesetzt wirkenden Kräften des Wasserdrucks einerseits und des kolloidosmotischen Drucks andererseits. Der Wasserdruck, auch als hydrostatischer Druck bezeichnet, presst das Filtrat aus den Gefäßen. Der kolloidosmotische Druck hält die Flüssigkeit zurück. Die Kraft des Wasserdrucks überwiegt und führt zum langsamen, aber steten Austritt des Filtrats.

Rund 20 Liter Filtrat fallen täglich an, von denen aber der Großteil über die feinsten Blutkapillaren der Mikrozirkulation zurück in den Blutkreislauf transportiert wird. Nur etwa zehn Prozent, nämlich zwei bis drei Liter, verbleiben im Gewebe und werden nach Eintritt in die Lymphgefäße zur Lymphe.

Auf ihrem Weg durch den Körper sammelt die Lymphe Abfallstoffe ein, zu denen gelöste Stoffwechselprodukte wie Harnstoff, weiter Fremdkörper, Zellschrott und Mikroorganismen gehören. Harnstoff ist im Blut mit einem maximalen Prozentanteil von 0,02 % vorhanden und kann in der Lymphe einen Prozentanteil von 0,06 % ausmachen. Es handelt sich um ein ungiftiges Abbauprodukt des giftigen Ammoniaks, es gelangt über die Nieren in den Urin, mit dem es ausgeschieden wird. Obwohl Harnstoff selbst ungiftig ist, sind erhöhte Konzentrationen im Blut mit Übelkeit und Erbrechen, Kopfschmerzen und vermehrtem Zittern assoziiert.

Die Entsorgung der Abfallstoffe erfolgt in den Lymphknoten, die wie Filterstationen arbeiten. Einige Zellen des Lymphknotens sind auf die Abfallvernichtung durch **Phagozytose** (***„Auffressen"***) spezialisiert, andere prüfen Zellen auf einen möglichen Befall von Viren, oder sie erkennen Bakterien und schlagen dann Alarm. Diese Vorgänge passieren zu jeder Zeit in allen Lymphknoten, trotzdem können Sie die meisten der bohnenförmigen und zwischen einem Millimeter und einem Zentimeter großen Lymphknoten weder tasten noch sehen. Eine Ausnahme bildet der sogenannte ***„Rosenmüller"***-Lymphknoten, der sich beidseits in der Leiste befindet. Er kann regelhaft als prall-elastischer Knubbel getastet werden.

Wenn andere Lymphknoten an Größe zunehmen, können sie auch tastbar werden. Die Größenzunahme ist meist die Folge einer Aktivierung des Lymphknotens: Ist im Lymphknoten ein Eindringling, zum Beispiel ein Bakterium, entdeckt worden, vermehren sich die Abwehrzellen reaktiv. Diese Zellvermehrung benötigt Platz und bedingt das Wachstum des Lymphknotens. Ein Lymphknoten kann durchaus bis zu vier Wochen vergrößert und tastbar sein, ohne dass dies ein Grund zur Sorge wäre. Wenn ein Lymphknoten jedoch länger als vier Wochen geschwollen ist oder kontinuierlich weiterwächst, sollten Sie einen Arzt konsultieren.

Exakte Zusammensetzung der Lymphe

- Wasser
- Calcium
- Kalium
- Natrium
- Glucose
- Kreatin
- Harnstoff
- Phosphat
- Weiße Blutkörperchen
- Fett
- Eiweiß
- Zahlreiche Enzyme (Amylasen, Katalasen, Dipeptidasen und Lipasen)
- Außerdem enthält die Lymphe Fibrinogen und Fibrinvorläufer – Fibrinogen und Fibrin sind für die Gerinnung bei länger stehender Lymphe verantwortlich.

Bildung der Lymphe

Die Lymphe entsteht aus extrakapillärer Flüssigkeit – so drängt ein Teil des Blutplasmas bei der Passage des Blutes ständig in das umliegende Gewebe, den sogenannten Interzellularraum. Dieses Gewebe – die Zellzwischenräume - wird vom Blutplasma umspült und vollständig von diesem durchtränkt. Die Lymphe wird also gebildet, indem aus den Blutgefäßen Gewebsflüssigkeit abgepresst wird.

Dieser Prozess dient der Versorgung der umliegenden Zellen mit Nährstoffen sowie dem Abtransport von Stoffwechselprodukten und anderen Abfallstoffen.

Später gelangen etwa 90 Prozent der Gewebsflüssigkeit wieder in die Blutgefäße zurück. Die restliche Flüssigkeit sammelt sich als Lymphe in den Lymphbahnen.

Die milchig-wässrige Körperflüssigkeit fließt in einem eigenen Gefäßsystem, dem Lymphsystem. Hier wird sie auf etwa zwei Liter reduziert und über die linke Schlüsselbeinvene in den Blutkreislauf eingeleitet.

Die Transportkapazität des Lymphgefäßsystems ist im Verhältnis zum venösen System allerdings relativ gering und liegt bei zwei bis drei Litern Flüssigkeit pro Tag. Das bedeutet, dass etwa rund zehn Prozent der in das Gewebe filtrierten Flüssigkeitsmenge durch das Lymphgefäßsystem entsorgt wird.

Bevor sich die Lymphe allerdings mit dem Blut vereint, passiert sie zahlreiche Lymphknoten. Der Mensch besitzt rund 600 Lymphknoten – besonders dichte Ansammlungen befinden sich in den Achselhöhlen, am Hals, in den Leisten, in den Ellenbogen und in den Kniekehlen.

In den Lymphknoten wird die Lymphe gefiltert, weiter laufen hier wichtige Prozesse der Immunabwehr ab. So zieht die Lymphe die jeweiligen Erreger von Krankheitsherden ab und schleppt sie zu den Lymphknoten, wo sie von dendritischen Zellen erkannt und zerstört werden. Im Krankheitsfall treibt die Lymphe also gezielt die verschiedenen Krankheitserreger in die Lymphknoten und schließt sie dort ein.

Je mehr Erreger außerdem im Körper sind, desto mehr Antikörper werden produziert – Das Lymphsystem läuft also auf Hochtouren, um die lästigen Eindringlinge so schnell wie möglich zu vernichten und aus dem Körper zu katapultieren. Die sichtbare Folge hiervon ist, dass die Lymphknoten anschwellen. Angeschwollene Lymphknoten sind also nicht nur schmerzhaft, sondern sie zeigen an, dass unser Lymphsystem funktioniert.

Ist der Lymphabfluss jedoch gestört, kommt es zu Überlastungssituationen, die sich in Vergiftungserscheinungen, dem vermehrten Auftreten von Krankheiten, Lymphödemen oder Entzündungen der Lymphgefäße äußern können.

Lymphknoten

Lymphknoten – auch Lymphdrüsen genannt - sind Filterstationen, welche die Lymphe reinigen. Die Lymphflüssigkeit liefert unermüdlich Krankheitserreger, Gifte und Zelltrümmer an, welche in den Lymphknoten durch Makrophagen und Lymphozyten unschädlich gemacht werden.

Die Lymphknoten können diese Aufgabe besonders gut erfüllen, da sie emsige Bildungsstätten der Lymphozyten sind – die dort gebildeten Lymphozyten halten sich vorwiegend im lymphatischen System auf und nur zu einem geringen Teil in der Blutbahn.

Lymphknoten befinden sich überall im Körper, eine Ausnahme stellt das zentrale Nervensystem dar. Meist sind die Lymphknoten in dichten Gruppen angelegt. Insgesamt verfügt der menschliche Körper über etwa 600 Lymphknoten.

Bekannt sind v. a. die Lymphknoten im Hals, in den Achseln und in der Leistengegend. An diesen Stellen treten die Lymphknoten in hoher Dichte auf, weil sie hier als Sammelstellen für die Lymphgefäße aus den Gliedmaßen sowie dem Kopf- und Halsbereich fungieren.

Die bohnenförmigen Knoten sind fünf bis zwanzig Millimeter groß, umgeben werden sie von einer bindegewebsartigen Kapsel. Diese Kapsel umschließt wiederum eine äußere Rinde (lat. **Cortex**) und ein inneres Mark (lat. **Medulla**).

Die Lymphknoten dienen als Sammelstelle und Filter für die Lymphe. Mithilfe von abführenden Gefäßen (lat. **Vasa efferentia**) kann die gefilterte Flüssigkeit alsdann die Lymphknoten wieder verlassen.

Die Lymphknoten haben sich insbesondere auf die Entgiftung des Körpers sowie auf die Immunabwehr spezialisiert. So wird die eintreffende Lymphe genauestens auf Schadstoffe und Krankheitserreger überprüft – werden Krankheitserreger und Schadstoffe aufgespürt, wird die Entgiftung eingeleitet. Lymphozyten werden zur Hilfe gerufen - Bei Vorliegen von vielen Schadstoffen wird die Zahl der Lymphozyten schlagartig vermehrt, um effektiv alle Fremdstoffe vernichten zu können.

Auf diese Weise kommt es auch zur charakteristischen Schwellung der Lymphknoten, wie sie bspw. beim Vorliegen von Infektionskrankheiten auftritt. Bei Erkältungskrankheiten, Halsentzündungen und grippalen Infekten können bspw. die Lymphknoten im Bereich von Hals, Unterkiefer und Nacken anschwellen. Beim Pfeifferschen Drüsenfieber können dagegen die Lymphknoten an Hals, Achseln, Nacken und/oder in den Leisten geschwollen sein. Bei bösartigen Tumoren oder auch bei bestimmten schweren Infektionskrankheiten (HIV, Syphilis) können die Lymphknoten im gesamten Körper anschwellen.

Die gebildeten Lymphozyten kommen jedoch nicht nur in den Lymphknoten zum Einsatz, sondern die für den jeweiligen Keim spezifischen Abwehrzellen werden in den gesamten Körper ausgeschüttet, um dort effektiv Infektionen bekämpfen zu können. In den Lymphknoten findet man allerdings die größten und dichtesten Ansammlungen von Lymphozyten und Fresszellen.

In der Lymphe wird zudem die Lymphflüssigkeit filtriert, sodass die nach der Passage der Lymphknoten gereinigte, geprüfte und konzentrierte Lymphe nur noch Immunzellen und Eiweiß enthält.

Das lymphatische System – Aufbau und Funktion

Als lymphatisches System (lat. **Systema lymphaticum**) bezeichnet man die Gesamtheit der Lymphbahnen im gesamten Körper sowie die lymphatischen Organe, zu denen die Lymphknoten gehören, weiter die Milz, die Thymusdrüse sowie die lymphatischen Gewebe im Magen-Darm-Trakt (z. B. die ***Peyer-Plaques*** des Dünndarms) und im Rachen (Rachen-, Zungen- und Gaumenmandeln).

Das lymphatische System ist ein wichtiger Teil des Immunsystems, das sich die Bekämpfung von Krankheitserregern, Fremdpartikeln und krankhaft veränderten Körperbestandteilen (z. B. Tumorzellen) zur Aufgabe gemacht hat. Das Lymphsystem hat neben der Funktion der Entgiftung und der körpereigenen Abwehr auch eine große Bedeutung für den Transport von diversen Molekülen (siehe Kapitel **„Was ist Lymphe?"**). Das lymphatische System steht in enger Beziehung zum Blutkreislauf.

Das lymphatische System ist hierbei nicht mit einem einzelnen Organ zu vergleichen – es ist vielmehr über den gesamten Körper verteilt.

Lymphatische Organe

Die lymphatischen Organe sind spezialisierte Organe zur Differenzierung und Vermehrung der Lymphozyten. Sie werden in primäre und sekundäre lymphatische Organe unterteilt.

Primäre lymphatische Organe

- Thymus
- Knochenmark

In den primären lymphatischen Organen erfolgt die Differenzierung von Vorläuferzellen in immunkompetente T- bzw. B-Lymphozyten.

Sekundäre lymphatische Organe

- Lymphfollikel
- Peyer-Plaques
- Tonsillen (Mandeln)
- Milz
- Lymphknoten
- Wurmfortsatz (Anhang des Blinddarms)

In den sekundären lymphatischen Organen wird durch das Zusammentreffen von Antigenen und immunkompetenten Lymphozyten eine spezifische Immunantwort ausgelöst.

Lymphozyten

In der Lymphe befinden sich die für die Immunabwehr so wichtigen Lymphozyten. Lymphozyten gehören zur Gruppe der weißen Blutkörperchen (der Leukozyten) – sie sind hierbei zwar die kleinsten Vertreter der weißen Blutkörperchen, nichtsdestotrotz sind sie jedoch die wichtigsten Träger der gezielten Immunabwehr. So machen sie auch 25 bis 40 Prozent der weißen Blutkörperchen im Blut eines Menschen aus.

Zur Gruppe der Lymphozyten gehören die B-Lymphozyten, die T-Lymphozyten und die natürlichen Killerzellen (NK-Zellen).

Die hauptsächlichen Aufgaben der Lymphozyten sind das Erkennen und Entfernen von im Organismus befindlichen Fremdkörpern.

Bei den Lymphozyten erfolgt eine Prägung auf körperfremde Stoffe – die Lymphozyten gehören demnach zum adaptiven (erworbenen) Immunsystem. Dies bedeutet, dass die Lymphozyten etwas Zeit benötigen, um auf Krankheitserreger reagieren zu können – allerdings ist dann die erworbene Immunabwehr effektiver als die angeborene Abwehr.

B-Lymphozyten (B-Zellen)

B-Lymphozyten, die im Knochenmark gebildet werden, sind ebenfalls Teil der sogenannten erworbenen Immunabwehr. Das ***„B“*** steht für ***Bursa fabricii*** – dies ist ein lymphatisches Organ bei Vögeln, das der Produktion von Lymphozyten dient. Mittlerweile ist auch ***bone marrow*** (engl. Knochenmark) eine gängige Bezeichnung für das ***„B“*** geworden. Nach der Produktion im Knochenmark zirkulieren die reifen B-Lymphozyten im lymphatischen System und im Blutkreislauf. Sie sind als einzige Zellen in der Lage, Antikörper zu bilden. Somit kann man B-Lymphozyten fürwahr als die wichtigsten Bodyguards des menschlichen Körpers im Kampf gegen Viren, Bakterien und Pilze bezeichnen.

B-Zellen erkennen mithilfe ihrer B-Zell-Rezeptoren bestimmte körperfremde Strukturen – die Rezeptoren schnappen sich die körperfremden Antigene kurzerhand und binden sie fest. Die alleinige Bindung genügt allerdings nicht – zusätzlich müssen auch zielgerichtete Antikörper zur Vernichtung des Antigens produziert werden. Deshalb wandert das B-Lymphozyt zum nächstgelegenen Lymphknoten, wo die Bildung von Antikörpern beginnt. Später wandelt sich ein kleiner Anteil der B-Lymphozyten zu B-Gedächtniszellen um – die Gedächtniszellen zirkulieren auch nach überstandener Infektion noch im Blut. Gelangt das Antigen erneut in den Organismus, führt der Kontakt mit einer B-Gedächtniszelle deutlich schneller zu einer Immunreaktion, da dieses unmittelbar von den Gedächtniszellen erkannt wird. Man bezeichnet den Abwehrmechanismus der B-Lymphozyten auch als humorale Immunität – was bedeutet, dass eine Wechselwirkung zwischen Antigen und Antikörper vorliegt.

T-Lymphozyten

T-Lymphozyten – auch T-Zellen genannt – werden ebenfalls im Knochenmark gebildet, anschließend wandern sie jedoch zum Thymus (deshalb der Name T-Lymphozyten), wo sie ausreifen. Nach der Reifung entstehen verschiedene Unterformen der T-Lymphozyten, was die Abwehrzellen für verschiedene Aufgaben prädestiniert.

T-Zellen erkennen fremde Stoffe und dienen damit der strengen und stetigen Kontrolle des Blutes auf mögliche Fremdstoffe. Sie wandern durch den Körper – sie verteilen sich hierbei über das Blut und das lymphatische Gewebe im gesamten Körper - und kontrollieren und überwachen die Zellen hinsichtlich ungewollter und krankhafter Veränderungen.

Die T-Lymphozyten produzieren jedoch – im Gegensatz zu den B-Lymphozyten – keine Antikörper, sondern heften sich direkt ohne weitere Zwischenschritte an von Krankheitserregern betroffene Zellen. Auch abwehrende Stoffe werden produziert. Da die T-Lymphozyten sehr langlebig sind, merken sie sich einmal in den Organismus eingedrungene Krankheitserreger und behalten diese in ihrem Gedächtnis. Bei einer erneuten Infektion können sie so rasch und effektiv reagieren.

Natürliche Killerzellen

Natürliche Killerzellen (NK-Zellen) haben die Aufgabe, abnormale Zellen, z. B. infizierte Zellen oder Krebszellen, zu erkennen und direkt zu zerstören. Man spricht hier vom Programmierten Zelltod (***Apoptose***), den die natürlichen Killerzellen einleiten. Natürliche Killerzellen besitzen keine Antigen-spezifischen Rezeptoren, sie gehören vielmehr zum angeborenen Immunsystem.

Wie die anderen Lymphozyten entwickeln sich natürliche Killerzellen aus lymphatischen Vorläuferzellen im Knochenmark, später wandern sie in den Blutkreislauf. Natürliche Killerzellen sind größer als T-Lymphozyten und B-Lymphozyten.

Hinweis

Bezüglich der im Folgenden gemachten Ausführungen darf die Leserin/ der Leser darauf vertrauen, dass die Autorin große Sorgfalt darauf verwendet hat, dass die Angaben in diesem Buch dem neuesten Stand der Wissenschaft entsprechen.

Die Erkenntnisse in der Medizin und Pharmazie sind jedoch niemals statisch, sondern unterliegen einem fortlaufenden Entwicklungsprozess. Alle Angaben können von daher immer nur dem aktuellen Wissensstand zum Zeitpunkt des Erscheinens des Buchs entsprechen. Deshalb kann die Autorin für die gemachten Angaben keinerlei Verantwortung und Gewähr übernehmen.

Die Durchführung der in diesem Buch empfohlenen Anwendungen und Übungen erfolgt auf eigene Gefahr des Benutzers. Die Autorin übernimmt keine Haftung für Personen-, Sach- und Vermögensschäden aufgrund der Ausführung der hier erteilten Ratschläge.

Nun wollen wir uns aber Klarheit darüber verschaffen, wie wir das Lymphsystem gesund erhalten. Die im Folgenden genannten Anwendungen, Massagen und Übungen sorgen dafür, dass die Lymphe sauber und im Fluss gehalten wird.

Welche Krankheiten sind mit einem gestörten Lymphfluss verbunden?

Ein funktionstüchtiges Lymphsystem ist für jeden Menschen wichtig, da sich ansonsten giftige Substanzen oder nicht mehr benötigte Abbauprodukte, Zellreste und tote Zellen sowie Flüssigkeit im Gewebe ansammeln, zusätzlich verliert das Immunsystem an Abwehrkraft.

Allgemeine Befindlichkeitsstörungen können mit einem trägen Lymphfluss assoziiert sein, weshalb sich viele Menschen nach einer Lymphmassage oder professionellen Lymphdrainage wohler fühlen.

Darüber hinaus entwickelt sich aus einer bestehenbleibenden Abflussstörung je nach Schweregrad der Abflussbehinderung allmählich oder plötzlich ein Lymphödem.

Das Lymphödem kündigt sich durch Spannungs- und Schweregefühle in der betroffenen Körperregion an. Bald darauf lässt sich eine beginnende Schwellung erkennen. Wenn das Ödem längere Zeit bestehen bleibt, wird die Haut zusehends derber. Der Prozess der Fibrosierung ist ab einem gewissen Grad nicht mehr umkehrbar. Zusätzlich entwickelt die Haut der betroffenen Region eine zunehmende Verhornung (Hyperkeratose), zudem kommt es zu einer Vergrößerung (Hyperplasie) des Gewebes. Auch nimmt das Gewebe eine dunklere Farbe an (Hyperpigmentierung). Schließlich bilden sich **„verruköse Protuberanzen“** - vom Volksmund einfach und treffend als ***„Elefantenhaut“*** bezeichnet.

Ein Lymphödem ist jedoch weitaus mehr als ein kosmetisches Problem: Es kann Schmerzen verursachen und stört die dortige Immunabwehr, sodass vor allem Bakterien, aber auch Pilze, leichter eindringen und sich vermehren können. Die häufigste Komplikation des Lymphödems ist die Wundrose (**Erysipel**), die durch Bakterien ausgelöst wird.

Ein **Erysipel** kann jedoch nicht nur die Komplikation eines Lymphödems sein, sondern begünstigt seinerseits auch umgekehrt die Entstehung eines Lymphödems, kann diesem also vorangehen. In unseren Breitengraden sind die Auslöser eines Erysipels üblicherweise Bakterien (***ß-hämolysierende Gruppe-A-Streptokokken***, gelegentlich auch ***Staphylococcus aureus***), die durch Hautschäden in die Unterhaut eindringen. Als solche Eintrittspforten können sowohl kleine Risswunden als auch Pilzerkrankungen (die meist in den Zehenzwischenräumen angesiedelt sind und darum **Interdigitalmykose** genannt werden) oder ein Geschwür des Unterschenkels (lat. **Ulcus cruris**) dienen. Betroffene entwickeln eine flammenförmige, scharf begrenzte Rötung, die sich warm und schmerzhaft anfühlt. Zusätzlich können sich Betroffene krank fühlen, auch das Auftreten von Fieber und Kopfschmerzen sowie eventuell Übelkeit, Erbrechen und Gelenkschmerzen ist möglich. Die Wundrose kann durch die Gabe von Antibiotika gut behandelt werden.

Lymphödeme bilden sich am häufigsten an Armen oder Beinen. In etwa zehn Prozent der Fälle liegen angeborene Anlagefehler des Lymphsystems zugrunde. Das darauf folgende Lymphödem wird als ***„primäres Lymphödem“*** bezeichnet. Bei den übrigen 90 Prozent handelt es sich um ein ***„sekundäres Lymphödem“***, das als Folge einer anderen Erkrankung oder eines medizinischen Eingriffs entsteht. Als Auslöser sind hier vor allem operative Lymphknotenentfernungen bei Krebserkrankungen, Bestrahlungen, aktive bösartige Erkrankungen, Verletzungen und Narben, Infektionen, starkes Übergewicht (Adipositas) und fortgeschrittene Formen der chronisch venösen Insuffizienz zu nennen.

Indikationen zur Selbstmassage

Die Lymphdrainage wird seit den 1960er Jahren des vergangenen Jahrhunderts vermehrt eingesetzt und ist seit 1973 als Behandlungsmethode anerkannt. Damit ist die Lymphdrainage seit über 40 Jahren etabliert.

Während die Lymphdrainage als medizinische Massage verschrieben wird, wenn bereits eine Beschwerden verursachende Störung des Lymphabflusses vorliegt oder droht, kann die Lymphmassage auch als Selbstmassage vorbeugend eingesetzt werden. Zusätzlich hat sie positive Effekte auf das Allgemeinbefinden, die Entgiftung, die Verdauung und das Abwehrsystem. Durch die Lymphmassage können sogar Schmerzen gelindert werden, vor allem Kopfschmerzen. Bei der Migräne, einer besonderen Form des Kopfschmerzes, lässt sich die Häufigkeit und Intensität der Migräne-Attacken durch regelmäßige Lymphmassage reduzieren. Bei der chronischen **Polyarthritis** (chronische Entzündung mehrerer Gelenke), dem ***CRPS*** (**complex regional pain syndrome**) und bei Schwellungen im Rahmen einer **Hemiparese** (Halbseitenlähmung) nach einem Schlaganfall wirkt die Lymphmassage ebenfalls lindernd.

Das ***CRPS***, das auf Deutsch als ***„komplexes regionales Schmerz-Syndrom"*** übersetzt werden kann, war früher unter dem Namen **Morbus Sudeck** bekannt.

Es handelt sich um ein Schmerz-Syndrom, das nach einer Verletzung, Operation oder schmerzhaften Reposition (Wiedereinrenkung) auftritt und nicht durch ein akutes Geschehen erklärt werden kann. Im Bereich des ***CRPS*** verändert sich die Haut in ihrer Farbe und Festigkeit und zusätzlich zu Schmerzen können Missempfindungen und Temperaturunterschiede auftreten. Viele Betroffene berichten von einem lindernden Einfluss der Lymphmassage.

Die ***chronische venöse Insuffizienz*** (CVI) kann ebenfalls von der Lymphmassage profitieren. Sie äußert sich durch ***„Wasser in den Beinen"*** (Beinödeme) und Krampfadern (Varizen) und ist in den meisten Fällen die Folge einer stattgehabten tiefen Beinvenenthrombose. Wenn Sie nicht nur an einem gestörten Lymphabfluss leiden, sondern im selben Körperbereich auch mit einer chronischen venösen Insuffizienz Probleme haben, zeigt die Lymphmassage deutlich lindernde Effekte.

Benutzen Sie direkt im Anschluss an die Massage die Ihnen evtl. verordneten Kompressionsbandagen und -strümpfe, um die Wirkung der Massage zu maximieren und zu erhalten.

Vermeiden Sie jedoch warmes Duschen, Schwimmen in warmem Wasser und generell Hitze- und Wärmeeinwirkung im betroffenen Bereich, da sich infolgedessen die Gefäße weiten. Dadurch wird sowohl der venöse als auch der lymphatische Rückstrom in Richtung Herz erschwert.

Wissenschaftlich teilweise gesichert ist dagegen der Einsatz der Lymphmassage bei Cellulite. Dabei darf aber nicht vergessen werden, dass Cellulite keine Erkrankung darstellt, sondern einen anlagebedingten Prozess, der sich weder durch Gewichtsreduktion noch Cremes oder Ähnliches verhindern lässt. Viele Personen schwören indes auf Lymphmassagen beim Vorliegen von Cellulite.

Frauen sind je nach Art der herangezogenen Literaturquelle zwischen drei- und sechsmal häufiger als Männer von Problemen mit dem Lymphsystem betroffen.

Ein Lymphödem betrifft etwa 0,13 bis zwei Prozent der Bevölkerung der Industriestaaten. Der Anteil der betroffenen Bevölkerung steigt mit dem Alter an.

Eine große Gruppe, die deutlich von regelmäßiger Lymphmassage profitieren kann, sind Menschen, die eine Krebserkrankung überstanden haben. Besonders häufig tritt ein Lymphödem am Arm bei Patientinnen auf, die aufgrund von Brustkrebs operiert und bestrahlt werden müssen – so entwickeln fast zwanzig Prozent der Patientinnen im Zeitraum von einem bis zwei Jahren nach der Brustkrebsbehandlung ein Lymphödem.

Statistisch betrachtet, ergibt sich jedoch durch die Entfernung der Lymphknoten in der Leiste ein höheres Risiko für die Ausbildung eines Lymphödems als bei der Entfernung der Achsel-Lymphknoten.

In jedem Fall hat deutliches Übergewicht (Adipositas) einen ungünstigen Einfluss, da es sowohl das Risiko für die Entwicklung eines Lymphödems erhöht als auch dafür sorgt, dass ein vorhandenes Lymphödem bestehen bleibt und in seiner Ausprägung wächst. Aus diesem Grund ist es zusätzlich zur regelmäßigen Lymphmassage eindeutig zu empfehlen, das Körpergewicht bei Bedarf auf Normalgewicht zu reduzieren beziehungsweise ein bestehendes Normalgewicht zu halten.

Lymphknoten, die einmal beschädigt oder entfernt wurden, lassen sich in der Regel nicht reparieren, sodass benachbarte Lymphknoten zusätzlich ihre Aufgaben übernehmen müssen. Unterstützend wirken dabei Lymphmassage und -drainage sowie Bewegung.

Ein Lymphödem äußert sich anfangs in Schweregefühlen und Spannungsgefühlen im Bereich der betroffenen Körperpartie. Im weiteren Verlauf entwickelt sich eine Schwellung, die stetig zunehmen kann. Gerade wenn Arme oder Beine von einem Lymphödem betroffen sind, verringert sich die Ihnen mögliche Beweglichkeit. Die Extremitäten sind in ihrer Funktion eingeschränkt. Zusätzlich können sich Kleidung, Schuhe und Schmuck zunehmend enger anfühlen. Unter Umständen können Sie bestimmte Kleidungs- und Schmuckstücke gar nicht mehr tragen, weil die Schwellung zu stark ist.

Die bei dauerhaft bestehendem Lymphödem auftretende Hautveränderung, die sich als derbe, grobe und dunklere Haut beschreiben lässt, trägt einen weiteren Anteil an der erlebten Verringerung der Lebensqualität.

Eine häufig unterschätzte Erkrankung, die auf Lymphmassage anspricht, ist die ***Fibromyalgie***. Bei dieser Krankheit handelt es sich um ein chronisches Schmerzsyndrom, das durch das Vorhandensein von schmerzhaften Druckpunkten, die als ***„tender points"*** bezeichnet werden, charakterisiert ist. Diese ***„tender points"*** befinden sich vor allem an den Ansätzen von Muskeln und Sehnen. Zusätzlich können Mundtrockenheit, Zittern, übermäßiges Schwitzen, Schlafstörungen, Herzklopfen und depressive Verstimmung auftreten. Die Fibromyalgie ist zwar eine gutartige, ***„harmlose"*** Erkrankung, aber durch den hohen Leidensdruck, den sie verursacht, kann sie den Alltag und die Lebensqualität stark beeinträchtigen.

In Studien zeigte die Lymphmassage bei Fibromyalgie eine deutlich bessere Wirkung als die klassische Massage, sodass sich die Lymphmassage bei Fibromyalgie ausdrücklich empfehlen lässt.

Vorübergehende Zustände können weitere Indikationen für die Lymphmassage als Selbstmassage sein. Dazu gehören beispielsweise Sportverletzungen, aber auch das Vorliegen einer Schwangerschaft.

Wenn Sie einen frischen Bluterguss (Hämatom) haben, sollten Sie dort keine Lymphmassage anwenden. Sobald aber der Bluterguss beginnt, seine Farbe zu wechseln, können Sie mit der Lymphmassage den Abtransport des Hämatoms unterstützen. Des Weiteren kann Ihnen die Lymphmassage Linderung verschaffen, wenn Sie an Erkrankungen der Schilddrüse oder der Nieren leiden oder ein schwaches Bindegewebe besitzen. Schilddrüsenerkrankungen sollten Sie jedoch immer vorab ärztlich abklären lassen. Auch im Zustand des akuten Nierenversagens verbietet sich die Lymphdrainage oder -massage.

Ein Lipödem kann sich im fortgeschrittenen Stadium in ein Lipo-Lymphödem umwandeln, das wiederum gut auf die Behandlung mittels Lymphmassage anspricht. Wenn Sie an einer angeborenen Anlagestörung des Lymphsystems leiden und somit immer wieder Probleme mit der Lymphe haben, ist Ihnen die regelmäßige Lymphmassage zu empfehlen.

Die Lymphmassage als Selbstmassage können Sie natürlich auch unterstützend anwenden, wenn Sie bereits eine Lymphdrainage verschrieben bekommen haben. Da die Lymphmassage nicht nur eine Gesundheitsmassage ist, sondern auch eine wohltuende Wellnessmassage, eignet sie sich auch dafür, sich selbst etwas Gutes zu tun. Nutzen Sie die Selbstmassage, um sich eine Auszeit vom Alltag zu nehmen und sich nur auf sich selbst zu konzentrieren. Atmen Sie durch und lösen Sie sich während Ihrer Auszeit vom Stress des Alltags, von Konflikten sowie von Sorgen oder Ängsten.

Wenn Sie die Lymphmassage regelmäßig anwenden, leisten Sie für sich selbst auch einen großen Beitrag zur medizinischen Früherkennung. Viele Früherkennungsuntersuchungen, zum Beispiel auch das Brustkrebsscreening, beinhalten das Abtasten der oberflächlichen Lymphknotenstationen.

Wenn Sie selbst regelmäßig eine Lymphmassage anwenden, werden Sie mitunter von Zeit zu Zeit vergrößerte Lymphknoten tasten können. Ein einzelner vergrößerter Lymphknoten sollte Sie jedoch nicht beunruhigen. Erst wenn der Lymphknoten länger als vier Wochen vergrößert ist oder sogar noch weiter an Größe zunimmt, sollten Sie diesbezüglich einen Arzt aufsuchen.

Falls Sie dennoch befürchten, dass der Lymphknoten Anzeichen einer bösartigen Erkrankung ist, können Sie folgende Eigenschaften überprüfen: Gutartig vergrößerte Lymphknoten sind prall-elastisch, lassen sich im Gewebe verschieben und können auf Druck schmerzhaft sein. Verdächtige beziehungsweise bösartig vergrößerte Lymphknoten tasten sich derbe und hart, sind wie ***„verbacken"*** im Gewebe, lassen sich nicht verschieben und sind zudem üblicherweise nicht schmerzhaft.

In erster Linie geht es bei der Lymphmassage jedoch um die Anregung des Lymphflusses und damit um den Abtransport von Flüssigkeit und Abfallstoffen sowie um die Zuführung von Zellen und Mikroorganismen zu den Kontrollstellen des Immunsystems.

Die drei Stufen der Selbstbehandlung zur Verbesserung des Lymphflusses

Im Zentrum Ihrer Selbsttherapie bei Lymphbeschwerden sowie zur Entgiftung stehen folgende drei Stufen

- Freimachen der Abflusswege
- Entstauende Atemübungen
- Entstauungsgymnastik

Jede Stufe trägt einen wichtigen Teil dazu bei, den Lymphfluss anzuregen und einen bestehenden Lymphstau zu lösen.

Die entstauenden Atemübungen können Sie jederzeit, zum Beispiel morgens nach dem Aufstehen und abends vor dem Zubettgehen, vor einer Mahlzeit oder einfach zwischendurch, durchführen. Zu empfehlen sind die Atemübungen vor und nach jedem Freimachen der Abflusswege.

Das Freimachen der Abflusswege beginnt immer an den zentralen Lymphstationen, die sich am Hals, in den Leisten und in der Region von Achseln und Schlüsselbeinen befinden.

Das Freimachen der zentralen Abflusswege ermöglicht erst die Anregung des Lymphflusses in der Peripherie, also in weiter weg von der Körpermitte befindlichen Regionen wie Armen und Beinen. Außerdem scheint bereits das Freimachen der zentralen Abflusswege eine leichte Sogwirkung zu erzeugen – so wird der Abfluss der Lymphe aus entfernteren peripheren Lymphstationen gefördert.

Während der Entstauungsgymnastik sollten Sie immer Ihre Bandagen oder Kompressionsstrümpfe tragen – falls Ihnen diese verordnet worden sind. Andernfalls erzielen Sie mit gymnastischen Übungen das Gegenteil der erwünschten Wirkung. Nach der Gymnastik ist das Gewebe nämlich weicher, sodass sich die Lymphe dort leicht ansammeln kann, wenn die Muskelarbeit stoppt. Die Klappen innerhalb des Lymphsystems sind gemeinsam mit dem treibenden Effekt der muskulären An- und Entspannung essenziell für den gerichteten Lymphfluss. Ohne Muskelarbeit kann die Lymphe in das gelockerte Gewebe zurückfließen. Die Ihnen verordneten Kompressionsstrümpfe, Bandagen oder Wickel verhindern diesen Rückstrom der Lymphe und sollten darum bereits während der Gymnastik getragen werden.

Die drei Stufen der Komplexen Physikalischen Entstauungstherapie (KPE)

Die drei Stufen sind Teil der Komplexen Physikalischen Entstauungstherapie (KPE), die wiederum in zwei Phasen eingeteilt werden kann, durch die sich die Häufigkeit der Anwendungen ergibt.

- In der Phase 1 besteht das Ziel darin, die Flüssigkeit zu mobilisieren und das Gleichgewicht im Gewebe (Gewebshomöostase) wiederherzustellen. Während der Phase 1 sollte die Lymphmassage ein- bis zweimal täglich erfolgen, bis der Stau gelöst ist und sich das Gewebe im Gleichgewicht befindet.
- Im Anschluss dient die Phase 2 der Erhaltung dieses Zustands und gegebenenfalls der Optimierung. Die Lymphmassage erfolgt nach Bedarf. Bei erneuter Verschlechterung kann es notwendig sein, die Phase 1 zu wiederholen.

Die Komplexe Physikalische Entstauungstherapie hat sich bereits jahrzehntelang in der Medizin etabliert. Sie hat sich diversen Zielen verschrieben, zu denen ein möglichst Ödem-freier Zustand (beziehungsweise ein niedriges Lymphödem-Stadium), die Verbesserung der Lebensqualität und die Steigerung der Teilhabe an gesellschaftlichen Aktivitäten und beruflichen Aufgabenbereichen gehören. Zudem dient sie der Vorbeugung von Komplikationen und verringert die Wahrscheinlichkeit einer späteren Pflegebedürftigkeit. Wie erfolgreich die Komplexe Physikalische Entstauungstherapie wirkt, ist essenziell von der Mitarbeit des Betroffenen und dessen Selbstmanagement abhängig.

Freimachen der Abflusswege

Das Freimachen der Abflusswege ist ein Kernstück der Lymphmassage. Welche Griffe Sie anwenden können, lesen Sie im Kapitel **„Sanfte Griffe für die Selbstmassage“.**

Konkrete Möglichkeiten, wie Sie die Abflusswege freimachen, finden Sie im Kapitel **„Freimachen der Abflusswege“.**

Entstauende Atemgymnastik

Die entstauende Atemgymnastik ist einfach zu erlernen, dabei aber höchst effektiv. Neben dem entspannenden ***„Durchatmen“*** sollen diese Atemübungen auch den Transport der Lymphe über die ***Cisterna chyli*** in den ***Ductus thoracicus*** erleichtern.

Bei der ***Cisterna chyli*** handelt es sich um ein großes Lymphgefäß, in das die Lymphe aus den Beinen und dem Bauch fließt. Nach dem Durchtritt der ***Cisterna chyli*** durch das Zwerchfell (Diaphragma) wird das Gefäß als ***Ductus thoracicus*** bezeichnet. Im Volksmund heißt dieses Lymphgefäß auch ***„Milchbrustgang“***.

Das Zwerchfell ist der wichtigste Atemmuskel, weshalb entsprechende Atemübungen direkt eine Erleichterung des Lymphtransports erzielen können.

Beginnen Sie die entstauende Atemgymnastik, indem Sie eine gerade sitzende Position einnehmen, die sich für Sie angenehm anfühlt. Falten Sie die Hände über dem Bauch und atmen Sie langsam und tief durch die Nase in den Bauch ein. Verfolgen Sie dabei den Weg des Atems durch Ihren Körper und spüren Sie, wie sich die Bauchdecke beim tiefen Einatmen hebt. Das Ausatmen erfolgt durch den Mund bei locker geschlossenen Lippen. Atmen Sie kräftig aus, sodass die Lippen zu flattern beginnen.

Diese Atemtechnik wird auch als ***„Lippenbremse"*** bezeichnet. Aufgrund des Geräusches bei dieser Art des Ausatmens setzen Kinder sie gerne ein, wenn sie ***„Autofahren"*** spielen. Falls Sie Schwierigkeiten mit der Lippenbremse haben, feuchten Sie die Lippen ein wenig an und versuchen Sie es erneut. Führen Sie diese Atemgymnastik für eine bis zwei Minuten durch. Achten Sie darauf, nicht zu hyperventilieren, also atmen Sie nicht ***„zu viel"***, da Ihnen dabei schwindelig werden könnte.

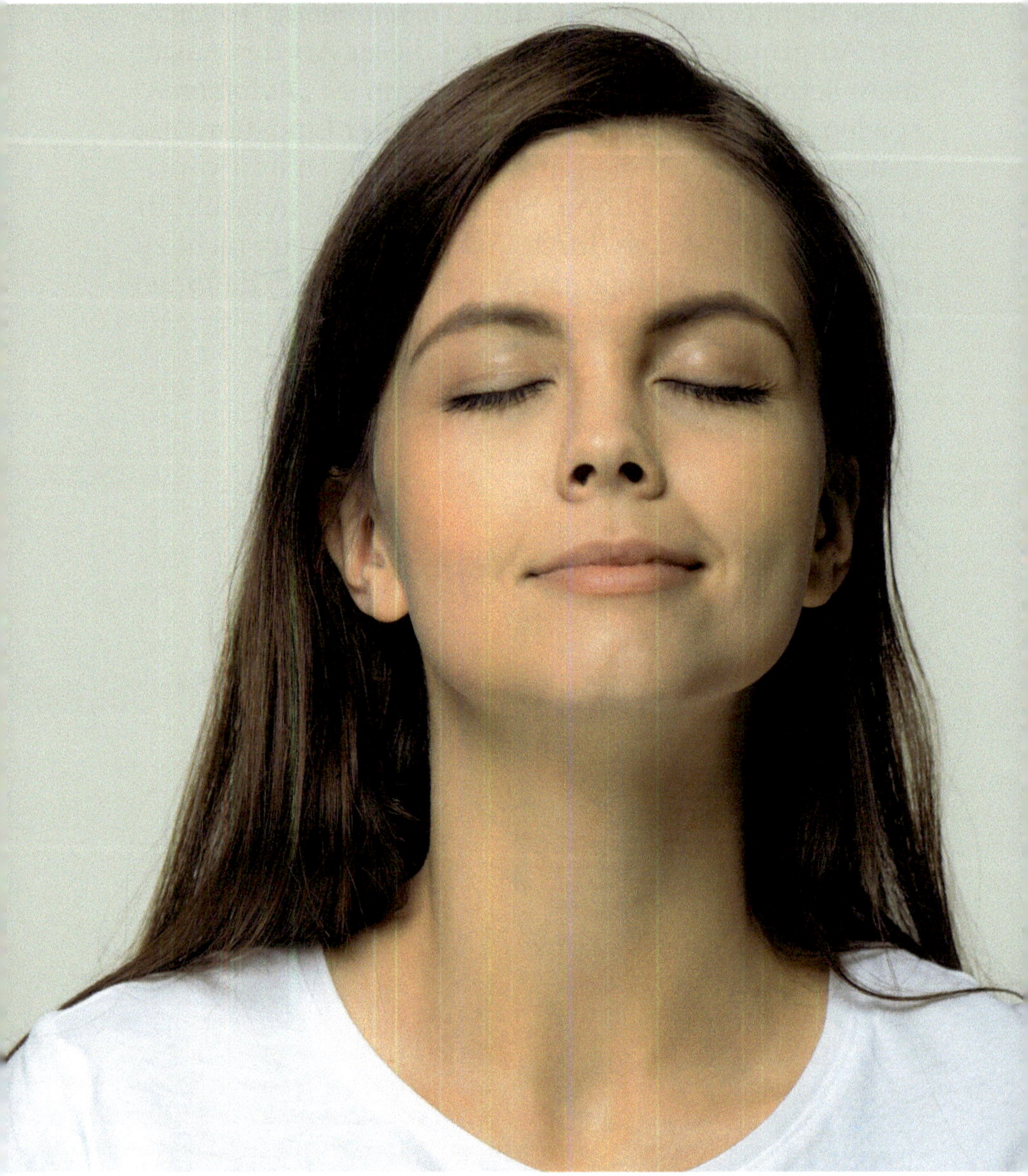

© fizkes --- shutterstock.com -- Lippenbremse

Entstauungsgymnastik

Tragen Sie – falls verordnet - Ihre Versorgung zur Kompression, also Strümpfe oder Bandagen. Bereiten Sie eine weiche Unterlage zum Liegen vor und stellen Sie einen Stuhl bereit.

Übungen im aufrechten Stand

Beginnen Sie die Entstauungsgymnastik zunächst im aufrechten Stand.

Übung 1

Lockern Sie Ihre Schultern, lassen Sie Ihre Arme entspannt herabhängen. Lassen Sie dann die Schultern nach vorne kreisen. Sie können die Schultern auch im Seitenwechsel kreisen lassen. Kreisen Sie danach in die entgegengesetzte Richtung nach hinten. Schieben Sie die Schultern zum Schluss so weit wie Sie können nach vorne und nach hinten. Spüren Sie dabei die Dehnung, vermeiden Sie jedoch Schmerzen.
Strecken Sie nun die Arme aus und heben Sie den gestreckten Arm an. Senken Sie den Arm wieder ab und wiederholen Sie diese Bewegung einige Male. Lassen Sie abschließend die Arme in alle Richtungen kreisen. Vermeiden Sie schleudernde Bewegungen und führen Sie die Arme kontrolliert, wobei Sie die Freiheitsgrade in alle Richtungen maximal ausnutzen.

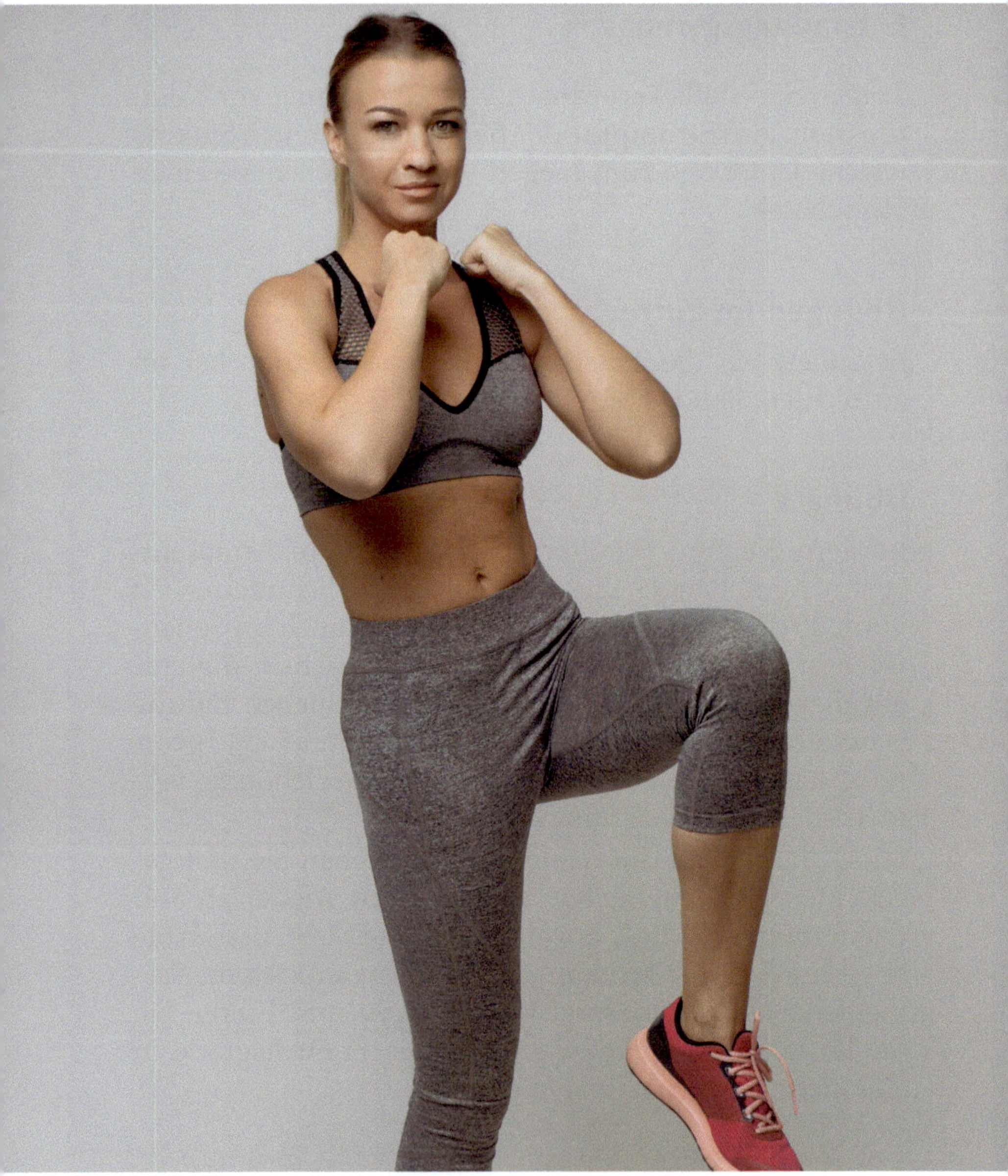

© kmarka --- shutterstock.com -- Schulterkreisen

Übung 2

Fahren Sie zum Training des Schultergürtels damit fort, die Hände im Nacken zu falten und führen Sie die Ellenbogen vor Ihrem Körper zusammen. Öffnen Sie die zusammengeführten Ellenbogen wieder und bringen Sie diese in eine Position, die so weit wie möglich vom Körper entfernt ist. Die Hände bleiben während der gesamten Übung im Nacken verschränkt. Bewegen Sie die Ellenbogen gleichsam auf beiden Seiten in alle Richtungen, spüren Sie dabei auftretende Dehnungsgefühle. Lösen Sie danach die im Nacken verschränkten Hände und führen Sie diese an Ihre Hüften. Bewegen Sie wiederum die Ellenbogen in alle Richtungen. Sie werden bemerken, dass der Bewegungsumfang nun deutlich kleiner ist als zuvor mit den im Nacken gefalteten Händen. Zum Schluss winkeln Sie die Arme an und führen die Ellenbogen zusammen. Halten Sie diese Position kurz, bevor Sie wieder lockerlassen. Wiederholen Sie diese Bewegung ein paar Mal. Anschließend können Sie die Arme kurz ausschütteln und im Sinne einer kurzen Pause tief durchatmen.

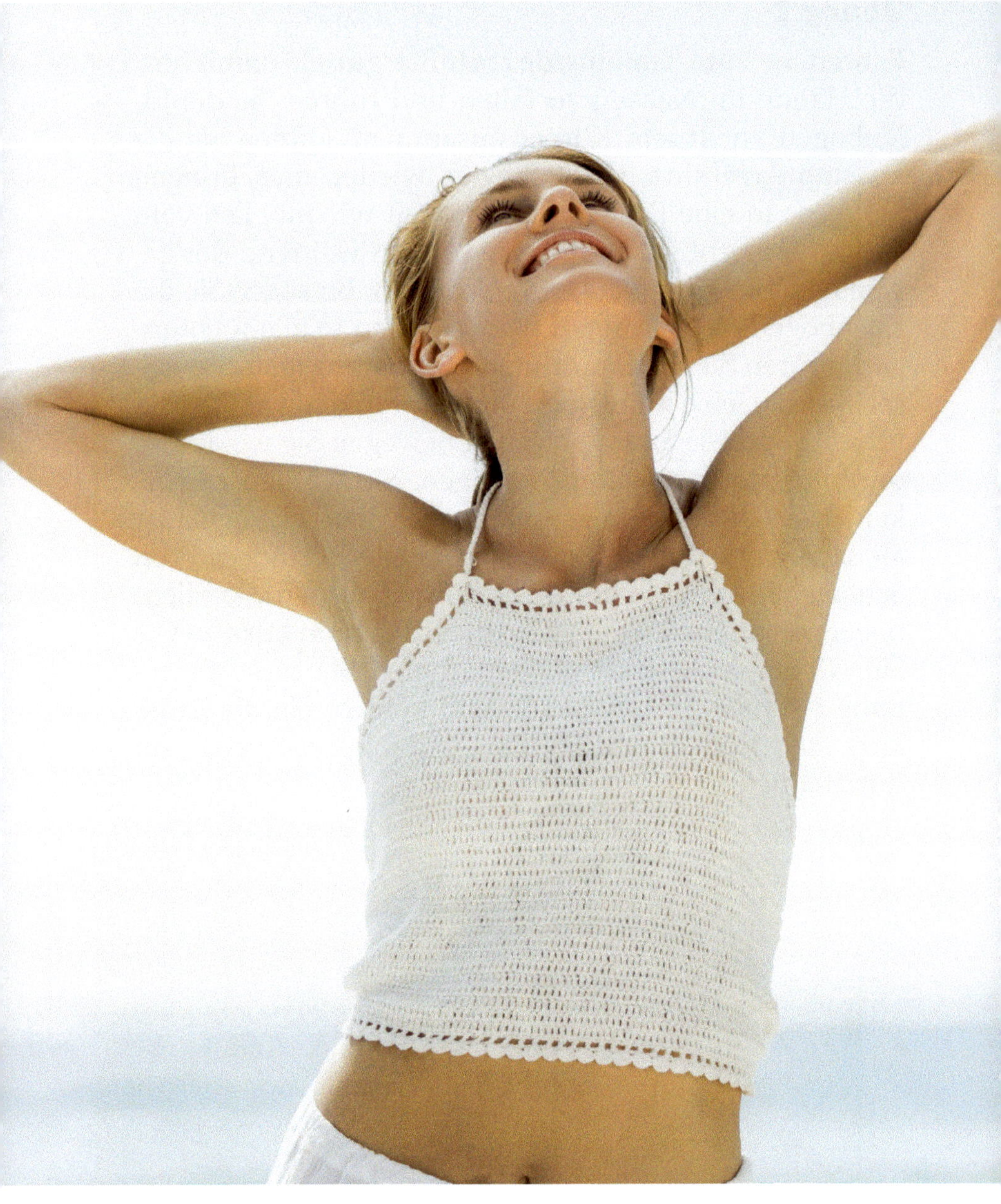

© wavebreakmedia - shutterstock.com - Hände im Nacken falten

Übung 3

Nachdem Sie den Schultergürtel so trainiert haben, wenden Sie sich nun den Armen zu. Legen Sie die Oberarme an den Körper an und führen Sie nur mit den Unterarmen Bewegungen in alle Richtungen aus. Wenn Sie das Gefühl haben, die Unterarme bewusst und achtsam in alle Richtungen bewegt zu haben, drehen Sie die Unterarme. Dabei zeigen abwechselnd die Handflächen und Handrücken nach oben. Aktivieren Sie die Hände, indem Sie Greifbewegungen durchführen. Lassen Sie sich auch hierbei Zeit und führen Sie kontrollierte Bewegungen durch. Machen Sie eine feste Faust und halten die Position kurz, bevor Sie die Finger maximal strecken und abspreizen. Nehmen Sie auch die Streckung und Spreizung für einen Moment bewusst wahr. Zum Abschluss schütteln Sie die Hände und Arme kurz aus und atmen ein paar Mal tief durch.

Übungen in Rückenlage

Die nächsten Übungen führen Sie in Rückenlage durch. Legen Sie sich flach auf eine vorbereitete weiche Unterlage.

Übung 1

Stellen Sie nun die Beine auf. Heben Sie Ihr Becken langsam und kontrolliert an und senken es wieder ab. Wiederholen Sie diese Übung einige Male. Für diese Bewegung benötigen Sie vor allem die Muskulatur der Oberschenkel, die Gesäßmuskulatur und die Bauchmuskeln. Achten Sie darauf, sich nicht zu überanstrengen, und beschränken Sie die Wiederholungen auf ein moderates Maß, das für Sie angenehm ist.

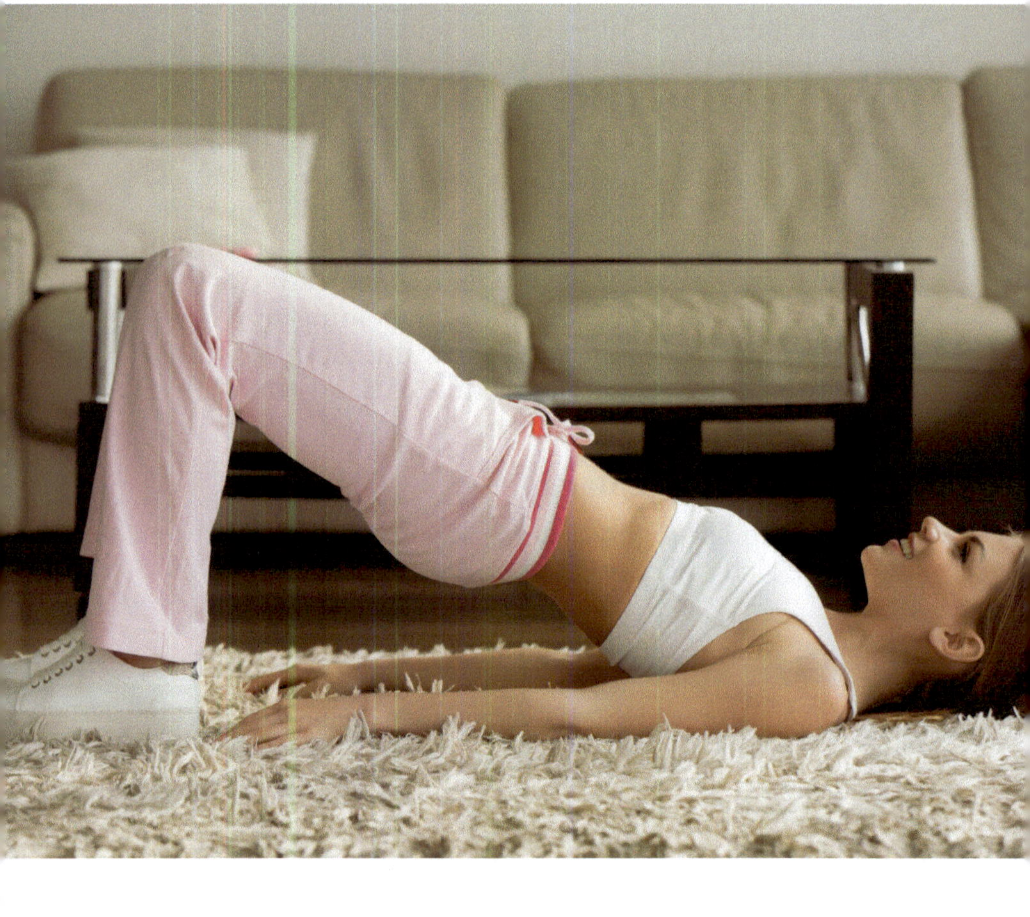

© fizkes --- shutterstock.com - Die Brücke - Heben des Beckens

Übung 2

Nach der Beckenübung heben Sie die angewinkelten Beine hoch und ***„fahren Fahrrad"*** in der Luft. Achten Sie auf langsame, gleichmäßige Bewegungen. Strecken Sie danach die Beine lang aus und führen Sie diese in die Senkrechte. Zur Erleichterung dieser Übung können Sie sich mit den Armen abstützen. Halten Sie diese Position der ***„Kerze"*** einen Moment und atmen Sie dabei ruhig weiter. Senken Sie die Beine wieder ab und entspannen sich kurz. Danach heben Sie ein Bein wieder an und lassen es langsam kreisen. Führen Sie Ihr Bein in alle Richtungen und nutzen Sie Ihren Bewegungsumfang voll aus. Drehen Sie das gestreckte Bein nach innen und außen und wählen Sie dafür unterschiedliche Positionen. Führen Sie dann die Ferse an das Knie des anderen Beines und gleiten über das Schienbein daran herunter, bevor Sie das Bein wieder ablegen. Wiederholen Sie die Übungen mit dem anderen Bein. Abschließend bleiben Sie einen Moment entspannt liegen und atmen durch.

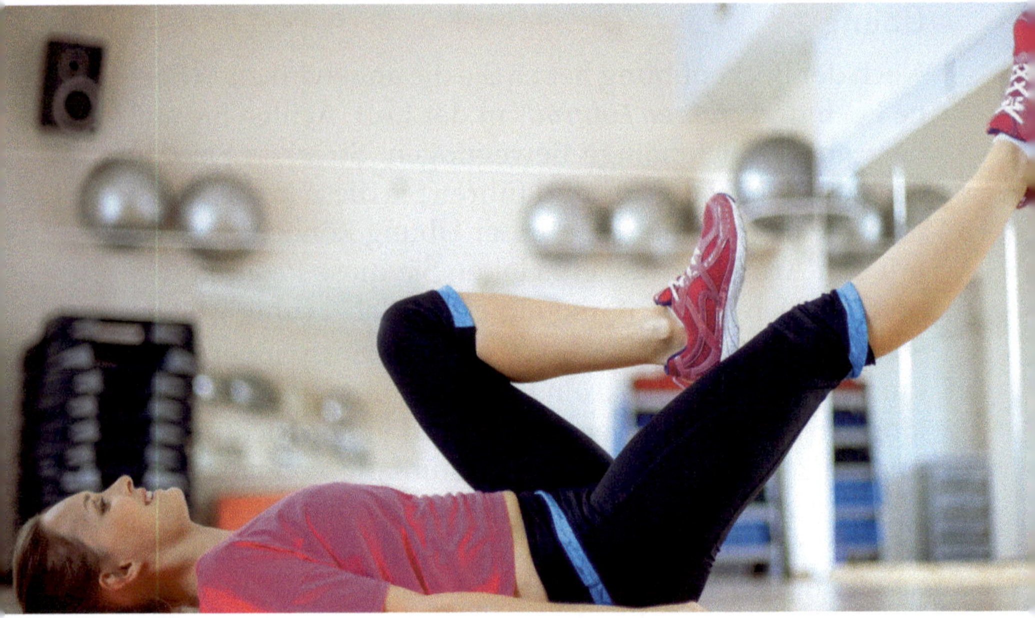

© Mangostar --- shutterstock.com - „Luftfahrrad“ fahren

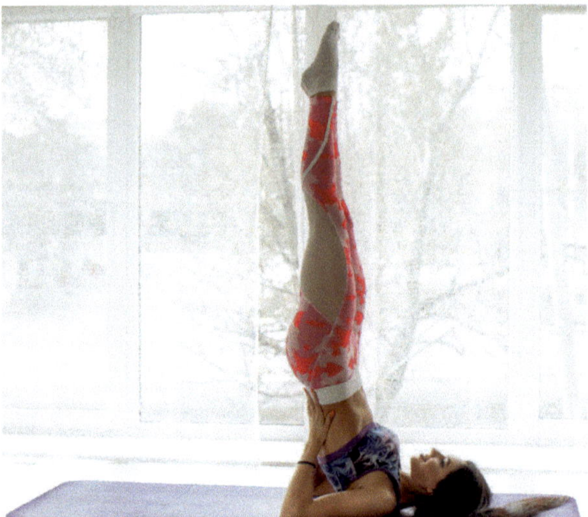

© Andrii Medvednikov --- shutterstock.com - Übung „Die Kerze“

Übungen in Seitenlage

Die nächsten Übungen werden in Seitenlage durchgeführt.

Übung 1

Beginnen Sie auf der rechten Seite liegend und stützen sich mit den Armen ab. Strecken Sie das linke Bein gerade aus und heben und senken es in langsamen, kontrollierten Bewegungen. Führen Sie die Bewegung mehrere Male aus, überanstrengen Sie sich jedoch nicht. Wechseln Sie anschließend die Seite.

Wenn Sie keine Schwierigkeiten mit dieser Übung haben und Sie diese erweitern möchten, können Sie ein Gymnastikband einsetzen. Bilden Sie eine Schlaufe um den linken Knöchel und fixieren Sie beide Enden, indem Sie sie unter den rechten Knöchel legen. Wenn Sie jetzt das gestreckte Bein anheben, sollte sich das Gymnastikband dagegen spannen. Die Schlaufenlänge können Sie beliebig variieren. Kleinere Schlaufen bedingen einen höheren Kraftaufwand.

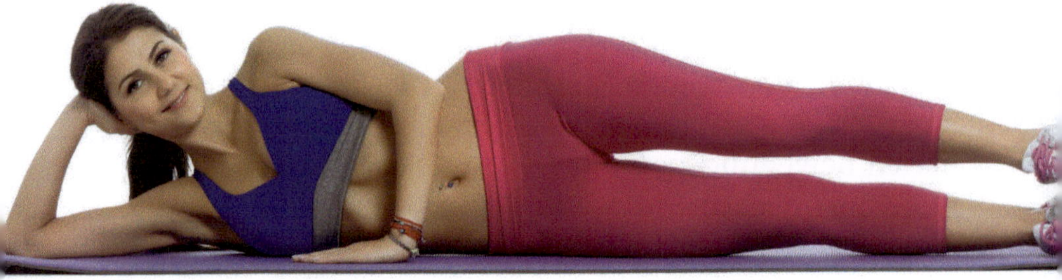

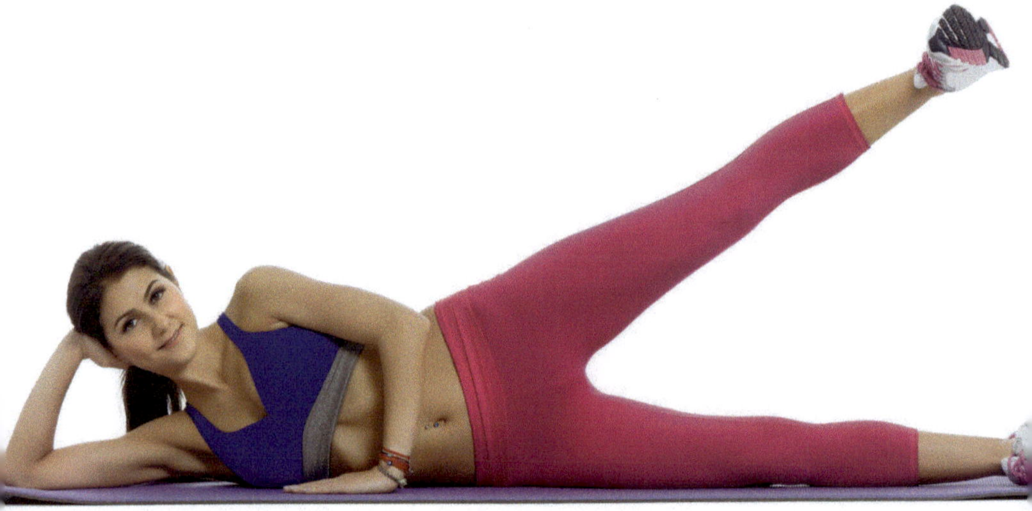

Übungen auf dem Stuhl

Den nächsten Teil der Entstauungsgymnastik absolvieren Sie im Sitzen auf einem Stuhl.

Übung 1

Heben und senken Sie einige Male im Wechsel das linke und rechte Knie. Danach heben Sie ein Knie an und lassen es erhoben. Beugen und strecken Sie den Unterschenkel des erhobenen Beines ein paar Mal.
Wenn Sie das Knie näher an die Brust führen, begünstigen Sie die Beugung des Unterschenkels. Um das Bein ganz zu strecken, senken Sie das Knie ein wenig ab. Beugen und strecken Sie in dem Maß, wie es Ihnen möglich ist. Wiederholen Sie die Übungen mit dem anderen Bein.

Übung 2

Stellen Sie danach beide Füße auf den Boden, bleiben Sie aber in einer gerade sitzenden Position. Ziehen Sie zunächst die Zehen nach oben und halten diese Stellung einen Augenblick. Senken Sie die Zehen wieder ab und ziehen nun den ganzen Fuß nach oben, wobei die Fersen fest auf dem Boden stehen bleiben. Halten Sie die Position einen Moment und wiederholen Sie die Übung ein paar Mal. Danach heben Sie die Fersen vom Boden ab und bleiben dabei mit dem Fußballen und den Zehen fest auf dem Boden. Sie können eine Spannung in den Sprunggelenken und im Längsgewölbe des Fußes spüren. Halten Sie die Position, bevor Sie den Fuß langsam wieder absenken und die Übung wiederholen.

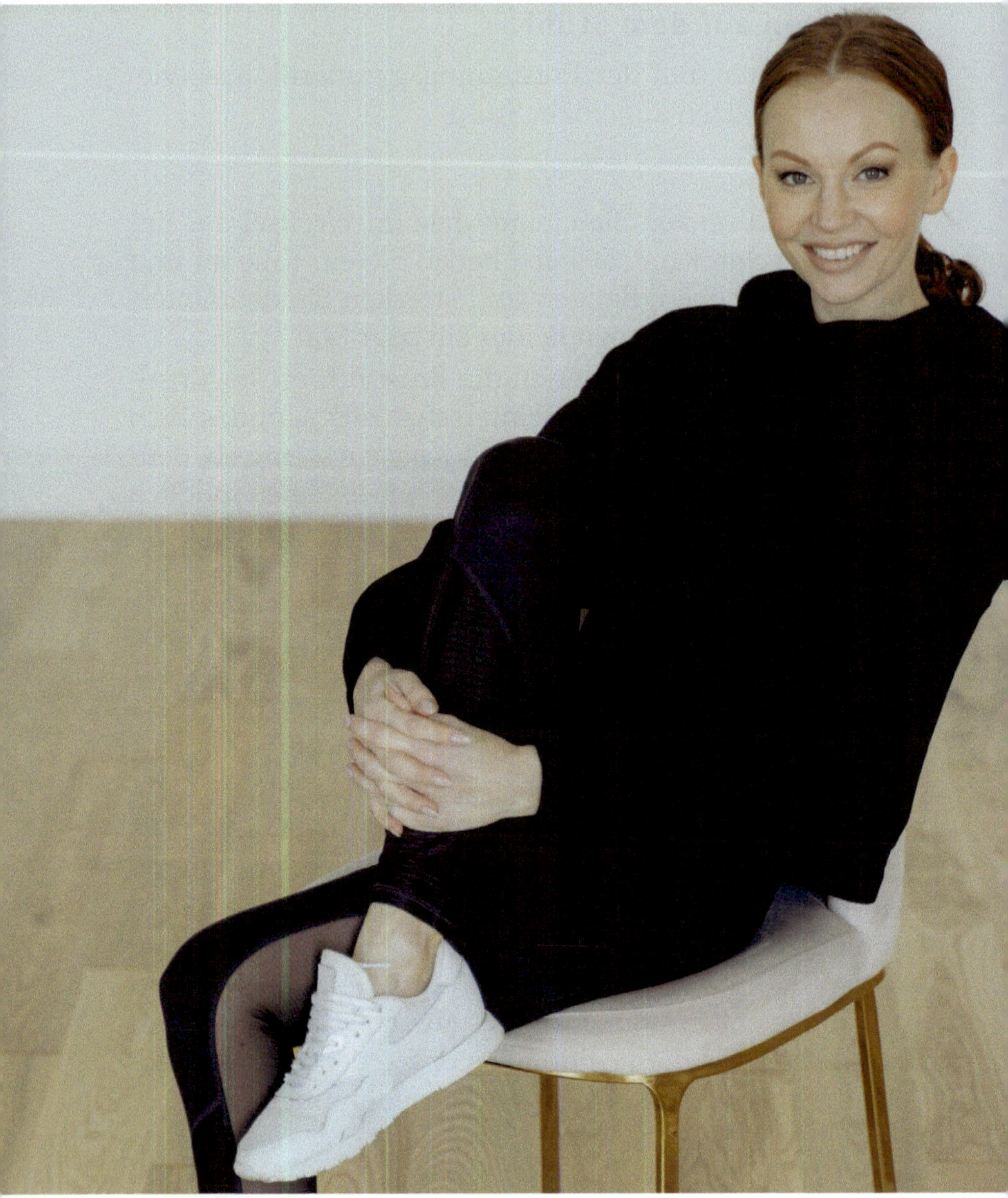

Übungen im Stehen

Sie beenden Ihre Entstauungsgymnastik im Stehen.

Übung 1

Kommen Sie aus dem Stand halb in die Hocke, halten Sie diese Position und drücken sich anschließend wieder nach oben, bis Sie aufrecht stehen. Dabei spüren Sie die Anspannung im Gesäß und in den Oberschenkeln. Wiederholen Sie diese Übung einige Male.

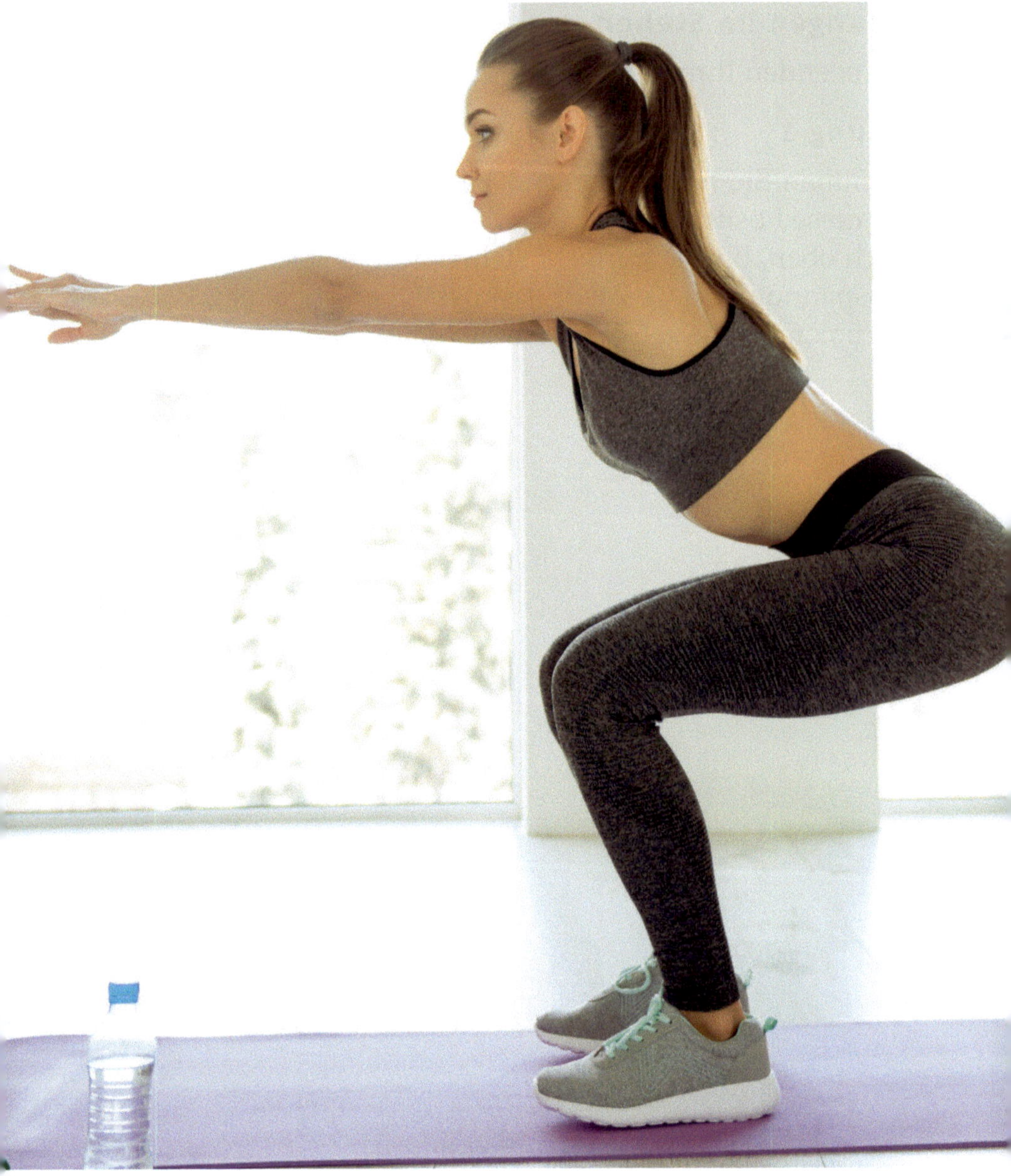

© Roman Samborski --- shutterstock.com

Übung 2

Für die nächste Übung verlagern Sie Ihren Schwerpunkt im aufrechten Stand nach vorne, sodass Ihr Körpergewicht auf den Zehen ruht. Heben Sie die Fersen an und bleiben kurz im Zehenstand, bevor Sie die Fersen wieder absenken. Auch hier können Sie mehrere Wiederholungen durchführen. Danach verlagern Sie Ihr Gewicht auf die Fersen und heben die Zehen an. Sie können beide Übungen auch kombinieren, indem Sie von den Fersen zu den Zehen über den ganzen Fuß abrollen und jeweils bei maximalem Zehen- und Fersenstand kurz innehalten. Wenn Sie an Schwindelgefühlen leiden oder mit Gleichgewichtsproblemen zu kämpfen haben, sollten Sie diese Übung in einer Umgebung durchführen, die Ihnen Möglichkeiten zum Festhalten bietet.
Die Gymnastik beenden Sie damit, dass Sie auf der Stelle marschieren. Achten Sie darauf, dass Sie Ihre Füße dabei vollständig vom Boden lösen und das Bein richtig hochheben. Unterstützend können Sie die Arme mitschwingen lassen.
Zum Schluss können Sie (nochmals) die entstauende Atemgymnastik durchführen.

Tipp

Wenn Ihnen die Übungen leichtfallen und Sie mehr herausgefordert werden wollen, können Sie die Gymnastik mit Gummibändern, Gymnastikbällen oder Walkingstöcken kombinieren. Setzen Sie sich zum Beispiel während der Übungen im Sitzen auf den Gymnastikball. Marschieren Sie mit Walkingstöcken auf der Stelle. Seien Sie kreativ und beleben Sie mit etwas Abwechslung die Routine Ihrer Entstauungsgymnastik.

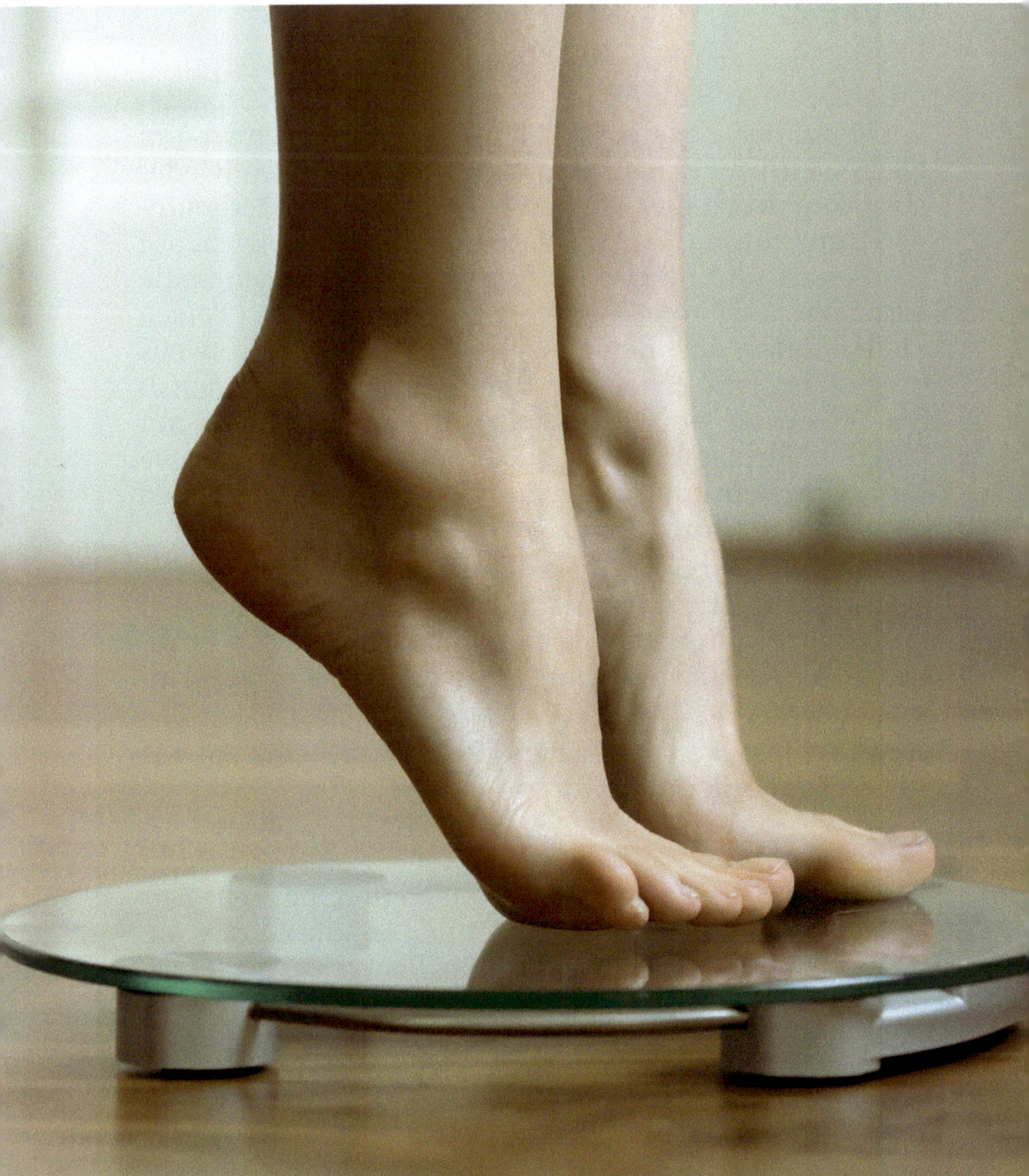

© fizkes --- shutterstock.com -- Zehenstand

Wie wirkt die Lymphmassage?

Bei der Lymphmassage kommt Bewegung ins Gewebe. Ein erwachsener Mensch besteht zu etwa 60 bis 70 % aus Wasser. Im Alter reduziert sich der Wasseranteil auf etwa 50 %, wohingegen ein Kleinkind noch zu 85 % aus Wasser besteht. Dieses Wasser befindet sich sowohl in den Zellen und Gefäßen als auch im sogenannten ***„Interstitium"***, dem Zwischenraum zwischen den Zellen. Um das hier stehende Wasser zu mobilisieren, wird dosiert und gezielt Druck auf das Gewebe ausgeübt. Auf diese Weise gelangt das Wasser in die kleinen blind beginnenden Lymphgefäße. Mit weiteren Griffen und Druckausübungen entlang des Verlaufs der Lymphbahn wird die Lymphe immer weiter transportiert. Den Rückfluss sollen kleine Klappen verhindern, die sich nur in eine Richtung öffnen lassen. Derselbe Mechanismus liegt dem Transport des venösen Blutes zugrunde. Allerdings sind die Lymphgefäße gefenstert, sie weisen also regelhaft größere Lücken in ihrer Wand auf, um Wasser und Abbaustoffe aufnehmen zu können. Diese Gefäße profitieren folglich von der manuellen Unterstützung besonders.

Der Abtransport von Wasser lindert zunächst Schwellungen und beweist dort auch eine nachhaltige Wirkung.

Des Weiteren wird der Abtransport von Abfall- und Schadstoffen spürbar: Bei Zerrungen, Brüchen, nach operativen Eingriffen und bei Erkrankungen des rheumatischen Formenkreises (beispielsweise bei der chronischen Polyarthritis) befinden sich im Gewebe Entzündungszellen und -botenstoffe.

Gerade diese Entzündungsbotenstoffe sind es, die den Prozess der Entzündung aufrechterhalten und neue Entzündungszellen anlocken. Gleichsam führen sie jedoch auch zu Schmerzen und Schwellungen, weil sich die Blutgefäße weiten. Vor allem in der Anfangsphase einer Verletzung oder im Rahmen einer akuten entzündlichen Reaktion ist die Entzündung hilfreich und nutzbringend, um das Gewebe zu reparieren. Eine länger anhaltende Entzündung kann jedoch davon profitieren, wenn die freigesetzten Botenstoffe und der angefallene Abfall wie kaputte Zellen abtransportiert werden. So wird Platz für das erneuerte Gewebe und für die Zellen, die es produzieren, geschaffen. Zusätzlich werden Schmerzen gelindert, wenn die schmerzverursachenden Botenstoffe aus dem Gewebe entfernt werden. Die Wirkung tritt in der Regel sofort nach der Behandlung ein und hält darüber hinaus an.

Die Lymphmassage hat sich ebenso in der Behandlung von Kopfschmerzen, insbesondere von Migräne, bewährt. Dabei wurde noch vor nicht allzu langer Zeit davon ausgegangen, dass sich im zentralen Nervensystem, zu dem Gehirn und Rückenmark gehören, keine Lymphgefäße befinden.

Erst im Jahr 2015 entdeckten Wissenschaftler, dass auch das zentrale Nervensystem über einen strukturierten Lymphabfluss in Form von Lymphgefäßen verfügt. Die Lymphgefäße verlaufen durch die drei Hirnhäute (weiche Hirnhaut, Spinnenhaut, harte Hirnhaut). Die Hirnhäute werden in der Fachsprache als ***„Meningen"*** bezeichnet.

Während man derzeit davon ausgehen kann, dass das Gehirn selbst keine Schmerzen empfinden kann, weil keine Nervenfasern dafür angelegt sind, ist erwiesen, dass die Hirnhäute schmerzen können. Kopfschmerzen entstehen folglich unter anderem durch eine Reizung der Meningen. Aufgrund dieser Erkenntnis ist es vorstellbar, dass die Förderung des Abtransports von Abfallstoffen die Reizung der Meningen reduziert.

Als weiterer positiver Faktor wirkt der Abfluss von Flüssigkeit. Beim Erwachsenen ist der Schädel durch seine Knochen fest in seiner Größe begrenzt. Zusätzliche Flüssigkeit erhöht den Druck innerhalb des Schädels und verursacht Beschwerden wie Kopfschmerzen, Übelkeit und (Nüchtern-)Erbrechen.

Gleichsam wie andere therapeutische Massagen auch, verbessert die Lymphmassage das allgemeine Befinden. Durch die gesteigerte Durchblutung und mithilfe der richtigen Griffe lösen sich Verspannungen und im Bereich des Bauches können Verdauungsbeschwerden gelindert werden. Narben oder Verhärtungen können sich durch regelmäßige Lymphmassage weicher anfühlen.

Andere Massagen, die sich positiv auf den Lymphfluss auswirken, sind die (Trocken-)Bürstenmassage, die klassische Massage und Ayurvedische Trockenmassagen. Diese Massagen können jeweils lokal oder als Ganzkörpermassage angewendet werden. Teilkörpermassagen beziehen sich häufig auf die Oberschenkel, weil die Lymphe dazu neigt, sich dort zu sammeln.

Lässt sich die Wirkung der Lymphdrainage/ Lymphmassage wissenschaftlich belegen?

Die Wirksamkeit der Lymphdrainage und anderer klassischer Massagetechniken wird in diversen Studien bestätigt und wurde bezüglich verschiedener Erkrankungen untersucht.

So untersuchte eine Studie aus dem Jahr 2016 die Wirksamkeit von Lymphdrainage und traditioneller Massage bei der Behandlung der Migräne. Hierfür wurden 64 Patienten in drei Gruppen eingeteilt.

Alle Patienten führten ein Kopfschmerztagebuch, in dem sie die Häufigkeit, Lokalisation und Intensität der Migräne-Attacken dokumentierten. Eine Gruppe erhielt regelmäßig eine Lymphdrainage, während die andere mit einer traditionellen Massage behandelt wurde.

Die dritte Gruppe erhielt keine zusätzliche Behandlung und diente somit als Kontrollgruppe.

Nach vier Wochen Therapie wurde untersucht, ob sich Behandlungserfolge eingestellt hatten.

Als maßgebliche Parameter für die Auswertung wurden die Kopfschmerztage pro Monat und der Verbrauch von Schmerzmitteln herangezogen. Sowohl die traditionelle Massage als auch die Lymphdrainage reduzierten die Häufigkeit der Migräneanfälle. Die traditionelle Massage reduzierte die Kopfschmerztage um 1,3 bis 2,4 Tage pro Monat, die Lymphdrainage erreichte hingegen eine Reduktion von 1,8 bis 3,1 Tagen.

Zusätzlich erwies sich die Lymphdrainage als schmerzlindernd, sodass die Gruppe, die Lymphdrainage erhielt, signifikant weniger Schmerzmittel einnahm als die beiden anderen Gruppen.

Für das Lymphödem am Arm findet sich eine dichte Studienlage, weil es eine häufige Problemzone darstellt. Im Rahmen einer Studie wurden 50 Frauen, die durchschnittlich 59 Jahre alt waren (46 bis 72) und aufgrund von Brustkrebs eine Entfernung der Achsellymphknoten erhalten hatten, in drei Gruppen eingeteilt. Ziel der Studie war es, die Wirksamkeit von Lymphdrainage und Kompression zu überprüfen. Eine Kontrollgruppe ohne Behandlung gab es nicht, da es ethisch und medizinisch nicht vertretbar wäre, ein Lymphödem nicht zu behandeln. So erhielt eine Gruppe nur eine Kompressionstherapie mit Bandagen, eine Gruppe wurde nur massiert und die dritte Gruppe wurde mit beiden Therapien behandelt. Nach vier Wochen war das Lymphödem am Arm bei allen Patientinnen deutlich zurückgegangen. Der größte Effekt zeigte sich in der Gruppe, die kombiniert Kompressionstherapie und Massage erhalten hatte. Für sich genommen, zeigte die Kompressionstherapie einen stärkeren Effekt als die Massage allein. Diese Studie verdeutlicht auch, warum Sie zusätzlich zur Lymphmassage stets die verordneten Kompressionsbandagen oder -strümpfe tragen sollten.

Dass die Massage und Lymphdrainage nicht nur an Armen und Beinen funktioniert, belegt eine Studie an 80 Krebspatienten mit Bauchwassersucht (***Ascites***).

Etwa die Hälfte aller Krebskranken entwickelt im fortgeschrittenen Stadium der Erkrankung Bauchwasser. ***Ascites*** geht oftmals mit Völlegefühlen, Appetitlosigkeit, Unwohlsein, Schmerzen, Luftnot und Müdigkeit einher. Die Lebensqualität wird durch ***Ascites*** stark beeinträchtigt.

Die Studienteilnehmer erhielten zweimal täglich für jeweils 15 Minuten eine sanfte Bauchmassage, um den Abtransport der Lymphe im Bauchraum zu unterstützen. Die Massage reduzierte vor allem das Gefühl, aufgebläht zu sein, weiter linderte sie eine depressive oder ängstliche Stimmung und wirkte allgemeinem Unwohlsein entgegen. Sie half jedoch nicht gegen vermehrte Müdigkeit, Übelkeit, Schmerzen, Luftnot und Appetitverlust und hatte auch keinen Effekt auf das Körpergewicht.

Mehrere Forscherteams haben sich in den vergangenen Jahren mit der Fragestellung beschäftigt, wie die Lymphe durch den Körper transportiert wird. Von besonderer Wichtigkeit scheint hierfür eine gewisse Sogwirkung zu sein, welche die Lymphe durch die Lymphgefäße in Richtung Herz ***„saugt"***. Damit ein Sog entstehen kann, der in Armen und Beinen wirkt, müssen die zentralen Lymphknoten entstaut werden. So fließt die Lymphe in den Zehen schneller, wenn sie am Hals aktiviert wird. Die Lymphbahnen arbeiten mit ihrer Sogwirkung der Schwerkraft entgegen, weshalb sie vom gelegentlichen Hochlagern von Armen und Beinen profitieren. Klappen in den Lymphgefäßen, die sich nur in eine Richtung öffnen lassen, verhindern den Rückstrom von Lymphe.

Weil die Lymphmassage eine überzeugende Behandlungsmethode ist, wurden Möglichkeiten entwickelt, wie Betroffene sie selbst richtig anwenden können. Die Lymphmassage ist eine leicht zu erlernende Variante, die als Selbstmassage angewendet werden kann. Eine stark vereinfachte Form der Selbstmassage nutzt sogenannte ***„Roller"*** in unterschiedlichen Ausführungen. Etwas teurer sind Massagematten mit Luftkammern, die um Arme, Beine oder Bauch getragen werden und Druck auf das Gewebe ausüben. Kostengünstiger und nachweisbar effektiv ist die Selbstmassage mit den eigenen Händen.

Die Lymphmassage und -drainage wird immer wieder als ***„Heilmittel"*** für Cellulite beworben. Dabei handelt es sich bei der Cellulite ausdrücklich nicht um eine Krankheit, sondern um eine anlagebedingte Bildung von ***„Dellen"*** im Unterhautfettgewebe. Cellulite betrifft zwar meist übergewichtige Menschen, jedoch können auch normalgewichtige und sehr dünne Frauen Cellulite haben. Es handelt sich hierbei um eine regionale Einlagerung von Fett, die mehr oder weniger unabhängig von Fetteinlagerungen am ganzen Körper ist. In einer Studie wurden 60 Frauen regelmäßig mit einer Lymphdrainage behandelt, wobei der Fokus auf den Hautstellen mit Cellulite lag. Es sollen sich gewisse positive Effekte in Form einer Verringerung der regionalen Fettpolster eingestellt haben. Einzelne Studien können leider nicht als endgültiger Beweis der Wirksamkeit betrachtet werden. Selbstverständlich können Sie die Lymphmassage an Hautstellen mit Cellulite einsetzen.

Sanfte Griffe für die Selbstmassage

Die Techniken der Komplexen Physikalischen Entstauungstherapie gehen auf **Dr. Emil Vodder (1896-1986)** zurück, einen dänischen Philologen und Physiotherapeuten. Als Physiotherapeut entwickelte er in Zusammenarbeit mit seiner Ehefrau Estrid, die Heilpraktikerin war, die manuelle Lymphdrainage. Dr. Vodder studierte zeitgleich Medizin, Zytologie (Lehre von den Zellen) und Mikroskopie. Das Medizinstudium konnte er jedoch aufgrund einer Malaria-Erkrankung im achten Semester nicht beenden.

Vodder beschreibt vier Grundgriffe der Lymphdrainage

- Der stehende Kreis
- Der Pumpgriff
- Der Schöpfgriff
- Der Drehgriff

Stehender Kreis

Der ***stehende Kreis*** wird über Lymphknoten durchgeführt. Dazu legen Sie die Hand flach mit gestreckten Fingern auf und führen mit den Handflächen langsam kreisende Bewegungen durch. Die Kreise sollen einen Impuls in die Richtung geben, in die die Lymphe fließen soll. In der Regel ist dies in Richtung des Herzens und der Körpermitte. Nach der Originalmethode ziehen Sie in jeder Lokalisation stets fünf Kreise.

Pumpgriff

Für die Ausübung des ***Pumpgriffs*** spannen Sie Daumen und gestreckte Finger gegeneinander auf. Schieben Sie die Haut mit dem Daumen in die eine Richtung und mit den anderen Fingern in die entgegengesetzte, bis Sie mit der Handfläche auf der Haut zum Liegen kommen. Üben Sie über das Handgelenk leichten Druck zur Körpermitte hin aus und schieben die Haut ein kleines Stück vor. Als Orientierungsmöglichkeit kann ein fingerbreites Vorschieben dienen. Der ***Pumpgriff*** eignet sich sehr gut für die Mobilisierung der Lymphe aus Armen und Beinen, wofür Sie die Hand immer quer aufsetzen und nach oben schieben.

Schöpfgriff

Für die Anwendung des ***Schöpfgriffs*** legen Sie die Hand flach und quer an, sodass der Daumen und die anderen gestreckten Finger in leicht gegenläufige Richtungen zeigen. Schieben Sie Haut von beiden Seiten zusammen und führen Sie dabei Einwärtsdrehungen mit dem Handgelenk durch. Wiederholen Sie diese eindrehende und schiebende Bewegung mehrere Male und beginnen Sie jedes Mal ein kleines Stück weiter proximal (also näher an der Körpermitte). Dieser Griff eignet sich gut für die Mobilisierung der Flüssigkeit in Armen und Beinen.

Drehgriff

Beim ***Drehgriff*** legen Sie die Daumen flach auf, während die anderen vier Finger zunächst nur sanft mit den Kuppen aufgelegt werden. Senken Sie die Hände ab, wobei Sie in einer drehend-schiebenden Bewegung die Fingerkuppen weiter nach vorne schieben. Die Daumen bleiben zunächst in ihrer Position. Sobald die Hand flach aufliegt, - weil Sie maximal nach vorne geschoben haben - ziehen Sie die Daumen an die Zeigefinger heran, sodass ein 45°-Winkel zwischen Daumen und Zeigefinger entsteht. Dann heben Sie erneut die Hand, wobei der Daumen liegen bleibt und die Fingerkuppen nicht den Kontakt zur Haut verlieren. Führen Sie erneut die drehend-schiebende Senkbewegung der Hände aus, wodurch Sie die Haut in Richtung Lymphabfluss schieben. Ziehen Sie den Daumen bei flacher Auflage der gestreckten Finger wieder auf 45° heran. Setzen Sie auf diese Weise Ihren Weg zur Körpermitte nach oben fort. Der ***Drehgriff*** bietet sich vor allem für flächige Hautbereiche wie den Rücken an, wenn die Massage bei einem anderen Menschen durchgeführt wird. Achten Sie beim Drehgriff stets darauf, dem Verlauf der Lymphbahnen in Richtung Herz zu folgen.

Tipp

Damit Sie die Griffe leichter erlernen und korrekt anwenden können, können Sie sich die einzelnen Techniken beispielsweise von einem Physiotherapeuten oder speziell ausgebildeten Masseur zeigen lassen.

Alternativ finden Sie im Internet hilfreiche Lehrvideos, in denen die Griffe demonstriert werden. Sehr gute Videos diesbezüglich stellt die Vodder-Akademie auf ihrer Internetseite zur Verfügung, zu der Sie über folgenden Link gelangen können: http://ausbildung.vodderakademie.com/lymphdrainage-fortbildung/lymphdrainage-dr-vodder/lymphdrainage-griffe

Weitere Griffe

Neben den vier Grundgriffen ***Drehgriff, Schöpfgriff, Pumpgriff*** und ***stehender Kreis*** wurden weitere Griffe als Ergänzung entwickelt. Zu diesen zählen der ***Hautfaltgriff***, der ***Rollgriff*** und der ***Scheibenwischer***.

Der Hautfaltgriff

Beim ***Hautfaltgriff*** fassen Sie mit einer Hand eine Hautfalte und heben Sie diese leicht an. Mit dem Daumen der anderen Hand drücken Sie die gefasste Falte nach unten. Lösen Sie anschließend Ihren Griff und fassen Sie etwas weiter proximal (näher an der Körpermitte) erneut die Haut, um eine Hautfalte zu bilden. Drücken Sie wieder sanft, aber bestimmt, mit dem Daumen nach unten. Wiederholen Sie diese Übung entlang des Verlaufs der Lymphbahnen. Bei der Selbstmassage können Sie diesen Griff natürlich nicht für die Mobilisierung von Flüssigkeit in den Armen anwenden, da Sie beide Hände für den Griff benötigen.

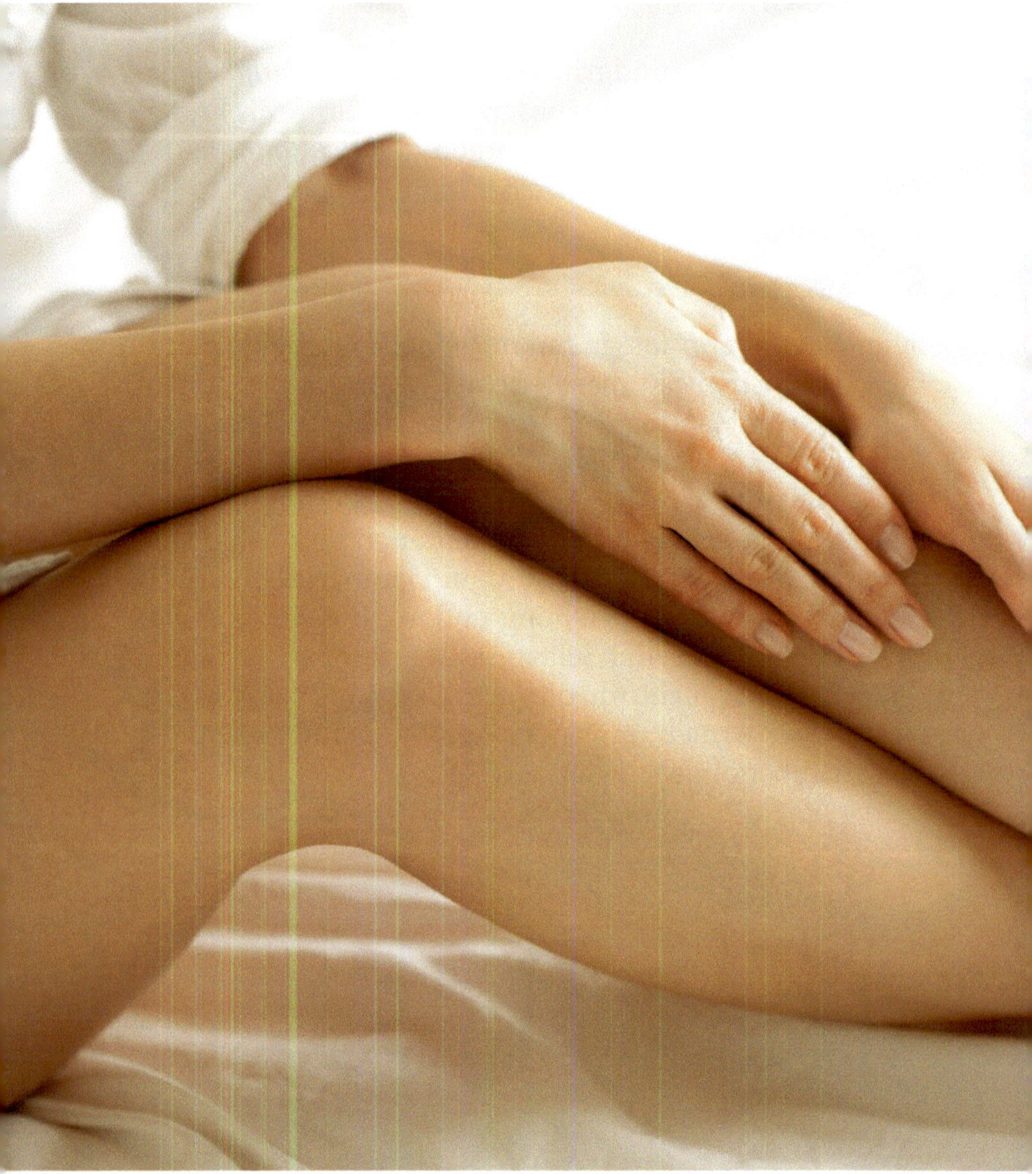

© Nadya Lukic --- shutterstock.com

Der Rollgriff

Der ***Rollgriff*** dient vor allem der Entstauung des Oberbauchs. Auch bei diesem Griff arbeiten Sie mit Hautfalten, die Sie durch das Zusammenschieben der Haut erzeugen. Beginnen Sie damit, dass Sie eine Hautfalte unterhalb der Achsel greifen und mit dem Daumen nach unten kneten. Wandern Sie in knetenden Bewegungen über die Rippen auf den Bauchnabel zu, bis Sie die Taille erreichen. Wenn Sie bereits geübt in der Anwendung der Griffe sind, können Sie beide Seiten zeitgleich massieren.

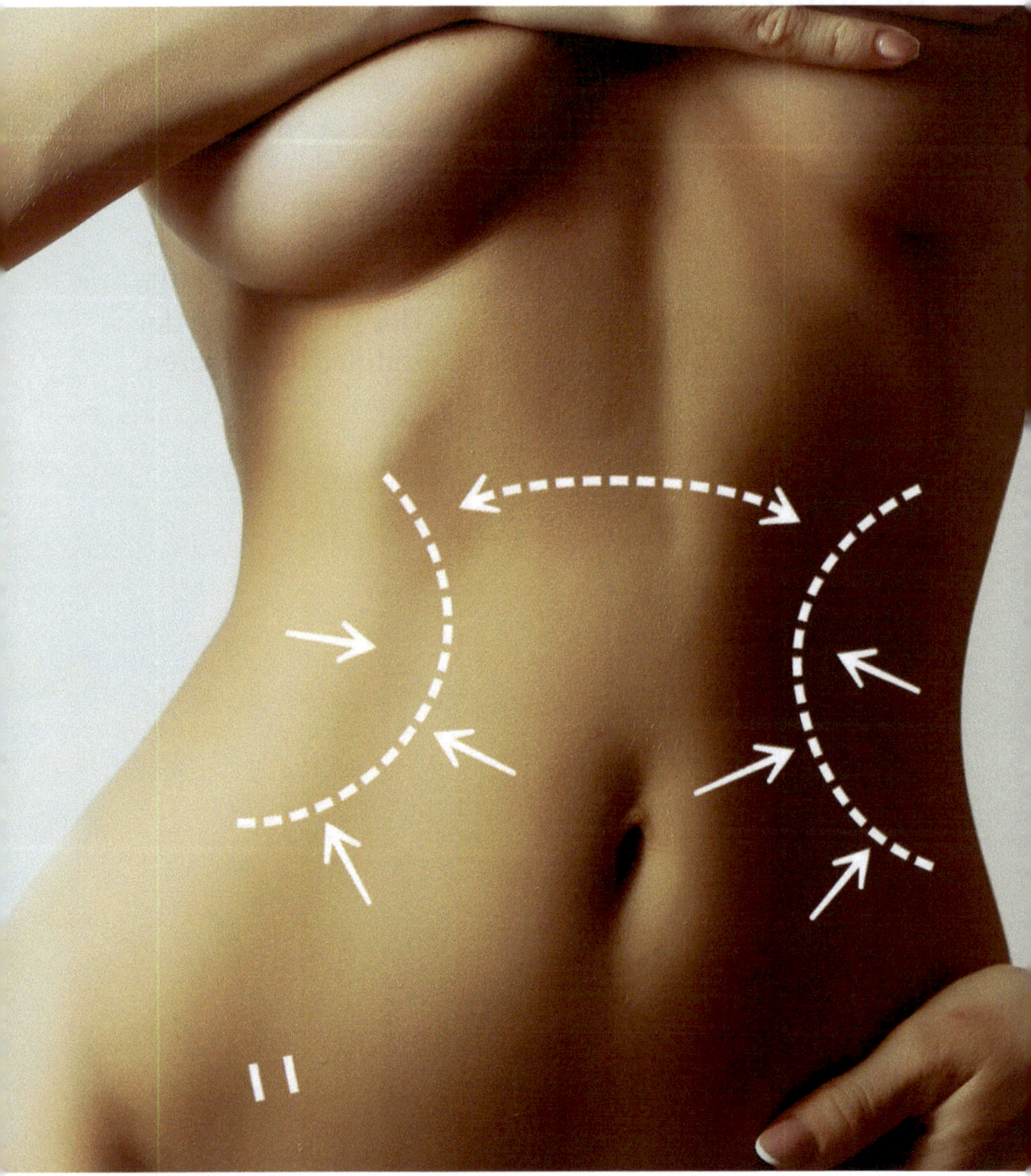

Der Scheibenwischer

Der ***Scheibenwischer*** ist vor allem bei einer bestehende Fibrose (Verhärtung des Gewebes) nützlich. Eine Fibrose entwickelt sich unter anderem als Folge eines länger bestehenden Lymphödems. Für den ***Scheibenwischer*** benötigen Sie wiederum beide Hände, sodass Sie den Griff in der Selbstmassage nicht an den Armen anwenden können. Für die Durchführung legen Sie beide Hände flach nebeneinander auf. Dann drehen Sie in den Handgelenken nach außen und anschließend zurück nach innen. Diese Bewegung erinnert an einen ***Scheibenwischer***, wodurch sich der Name des Griffs erklärt. Im Gegensatz zu einem ***Scheibenwischer*** sollten Sie die Bewegung jedoch langsam und gleichmäßig, also nicht schnell und nicht ruckartig, durchführen.

Die Griffe sollten sich nicht unangenehm anfühlen, wenn Sie diese anwenden. Achten Sie aber darauf, einen ausreichenden Druck auf das Gewebe aufzubauen, um eine möglichst effektive Massage zu erzielen. Neben den Griffen gehören zusätzlich gleichmäßige, kreisende Massagebewegungen und ein langsamer, kontinuierlicher Rhythmus zu den Grundtechniken der Lymphmassage. Für die Einhaltung eines richtigen Rhythmus ist es wichtig, zu wissen, dass sich die glatten Muskelzellen in der Gefäßwand der Lymphbahnen unter Ruhebedingungen etwa zehn- bis zwölfmal in der Minute anspannen und dadurch die Lymphe zur Körpermitte transportieren. Mit der Lymphmassage können Sie die Muskelanspannungen in den Lymphgefäßwänden auf etwa zwanzig pro Minute steigern. Schnellere Bewegungen ermöglichen keinen weiteren Anstieg der Kontraktionsfrequenz und sind zusätzlich anfälliger für Unsauberkeiten und Fehler in der Technik.

Die richtige Umgebung für die Massage

Für die Massage und die Übungen empfiehlt es sich, einen Ort der Ruhe zu gestalten. Sie benötigen einen bequemen Stuhl und eine Matte, auf der Sie angenehm liegen können. Vereinbaren Sie mit Ihrer Familie oder Ihren Mitbewohnern, dass Sie während der Lymphmassage nicht gestört werden wollen. Eventuell schalten Sie Ihr Mobiltelefon auf ***„stumm“*** oder ganz aus, damit Sie sich nur auf sich selbst und die Massage konzentrieren können. Wenn Sie möchten, können Sie entspannende Musik oder Naturklänge leise im Hintergrund spielen lassen oder mittels Räucherstäbchen, Kerzen oder Duftölen einen Geruch erzeugen, den Sie als beruhigend empfinden. Selbstverständlich können Sie auf alle diese Gestaltungsmöglichkeiten verzichten. Die Gestaltung Ihrer Umgebung während der Lymphmassage steht Ihnen völlig frei. Die genannten Vorschläge sind als Anregungen zu verstehen.

Sanfte Griffe für Ihr Wohlbefinden

Die Lymphmassage unterteilt sich in acht Regionen. Die Schwerpunkte setzen Sie selbst, je nach Bedarf. Planen Sie zwischen den Massagen und Übungen ausreichend Pausen ein, um größtmögliche Erfolge zu erzielen. Eine Behandlung kann durchaus eine Dreiviertelstunde bis zu einer vollen Stunde dauern, wenn Sie konsequent den Lymphabfluss des gesamten Körpers verbessern möchten. Natürlich können Sie alternativ mehrere kleine Einheiten über den Tag verteilt durchführen.

Während der Phase 1 der Komplexen Physikalischen Entstauungstherapie sollten Sie jeden Körperbereich ein- bis zweimal täglich massieren.

In der Phase 2 können Sie die Behandlung auf Problembereiche begrenzen.

Wenn Sie bei der Lymphmassage Lymphknoten ertasten, die im Gegensatz zum großen Rosenmüller-Lymphknoten in der Leiste erstmalig oder neu vergrößert sind, beobachten Sie über die nächsten Wochen den Verlauf und das Abschwellen der Lymphknoten. Achten Sie stets darauf, vorsichtig und sanft zu arbeiten. Die einzelnen Lymphkapillaren sind noch viel dünner als ein Bindfaden und können durch grobe Krafteinwirkung beschädigt werden und reißen.

Jede Massage können Sie für ein bis zwei Minuten mit entstauender Atemgymnastik einleiten. Dieses feste Ritual kann dabei helfen, dass sich der Körper schneller entspannt und Sie besonders von der Massage profitieren.

Beginnen Sie jede Lymphmassage im Bereich der zentralen Lymphknoten des Halsbereichs. Dieses Lymphgebiet wird auch als ***Terminus*** bezeichnet. Hier erfolgt im Bereich des rechten Schlüsselbeins der Zusammenfluss aller Lymphgefäße zum ***Ductus lymphaticus dexter***. Der ***Ductus lymphaticus dexter*** ist gerade einmal einen Zentimeter lang und mündet dann in den rechten Venenwinkel. Mit dem Übertritt der Lymphe in den Venenwinkel wird die Flüssigkeit in den Blutkreislauf zurückgeführt.

Der Ductus ***lymphaticus dexter*** wird aus dem Zusammenfluss von ***Truncus subclavius dexter*** (führt die Lymphe des rechten Arms), ***Truncus jugularis dexter*** (führt die Lymphe der rechten Hälfte des Halses und der rechten Körperhälfte) und ***Truncus bronchomediastinalis dexter*** (führt die Lymphe der rechten Brustwand, der Organe im Brustkorb, des Zwerchfells, des Mediastinums und eines Teils der Leber) gebildet.

Zusätzlich wird er von kleineren Lymphzuflüssen gespeist, die aufgrund ihrer geringen Größe und ihrer variablen Ausprägung keinen eigenen Namen tragen.

Im Bereich der linken Schlüsselbeingrube mündet der **Ductus thoracicus** (***„Milchbrustgang“***) in den linken Venenwinkel. Als Erweiterung der **Cisterna chyli**, dem großen Lymphgefäß des Bauchraums, führt er die Lymphe der gesamten unteren Körperhälfte.

Hierzu gehört auch die Lymphe aus dem Bereich der Bauch- und Beckenorgane, wozu Magen-Darm-Trakt, Milz, Leber, Gallenblase, Bauchspeicheldrüse, Nieren und Nebennieren sowie Eierstöcke und Eileiter beziehungsweise Hoden und Nebenhoden zählen.

Auch die Lymphe der linken oberen Körperhälfte inklusive des linken Arms fließt in den **Ductus thoracicus.** Der **Ductus thoracicus** ist ein deutlich größeres Lymphgefäß als der **Ductus lymphaticus dexter**, weil er von mehr Lymphgefäßen gespeist wird. Die Lymphmassage im Halsbereich regt den Abfluss von Lymphe im Endstromgebiet an und schafft somit Platz für den Transport neuer Flüssigkeit, weshalb es sinnvoll ist, hier zu beginnen.

Aktivieren Sie den **Terminus** (Lymphabfluss im Halsbereich) durch sanfte, kreisende Bewegungen. Beginnen Sie unterhalb des Kiefers und wandern Sie in fingerbreiten Schritten halsabwärts. Führen Sie auch im Bereich des Schlüsselbeins, insbesondere in der Schlüsselbeingrube, weitere kreisende, massierende Bewegungen durch. Die kreisenden Bewegungen können Sie im Halsbereich mit stehenden Kreisen kombinieren. Wenden Sie sich anschließend den zentralen, also der Körpermitte nahen Bereichen, die nicht von einem Lymphstau betroffen sind, zu. Hierunter fallen die Achsel- und Leistenregion.

Massieren Sie auch hier in kreisenden Bewegungen, die einen Impuls in Richtung Herz geben. Sie können die Massage durch Schöpfgriffe ergänzen. Fahren Sie mit der Massage so lange fort, bis die ödematöse Problemzone reagiert. Die Reaktion zeigt sich beispielsweise dadurch, dass das Ödem kleiner wird oder sich das betroffene Gewebe weicher anfühlt und tastet. Dass der ödematöse Bereich reagiert, obwohl er nicht direkt bearbeitet wird, lässt sich mit der bereits beschriebenen Sogwirkung erklären, die sich bis in die Körperspitzen auswirkt. Das befreite Ende des Lymphgefäßes entwickelt einen Unterdruck und zieht Lymphe nach. Lassen Sie sich darum ausreichend Zeit bei der Lymphmassage der zentralen, nicht betroffenen Körperzonen und warten Sie geduldig ab, bis Ihre ödematöse Problemzone reagiert. Das nachstehende Kapitel **„Freimachen der zentralen Abflusswege"** bietet Ihnen zwei detaillierte Möglichkeiten dieser Technik an.

Nachdem die ödematöse Problemzone reagiert hat, wenden Sie sich dieser zu. So beginnen Sie bspw. bei einem Lymphödem am Arm die Lymphmassage an der Hand und arbeiten sich bis zur Achsel und Schulter vor. Besteht eine Lymphabflussstörung im Bereich eines Beines, beginnen Sie zunächst am Oberschenkel und bearbeiten erst danach Fuß und Unterschenkel. Detaillierte Anleitungen finden Sie im jeweiligen Unterpunkt dieses Kapitels.

Beachten Sie grundsätzlich, dass Sie einen gleichmäßigen und konstanten Druck ausüben und sowohl Innen- als auch Außenseite von Armen und Beinen mit der gleichen Intensität massieren. Bei jeder Rückholbewegung, die von der Körpermitte weg gerichtet ist, arbeiten Sie ohne Druck und legen die Finger nur ganz sanft auf. Massieren Sie die Lymphe stets vom Ödem weg, zum Herzen, nicht umgekehrt.

Zum Abschluss der Lymphmassage massieren Sie die Achseln vorne und hinten mit kreisenden und knetenden Bewegungen.

Dann fördern Sie wie zu Beginn den Abfluss aus dem Bereich der Leisten und der Schlüsselbeingruben und schließen mit der erneuten Lymphmassage des Halsbereichs (***Terminus***) ab.

Freimachen der zentralen Abflusswege

Da das Freimachen der zentralen Abflusswege eine der Stufen der Komplexen Physikalischen Entstauungstherapie darstellt, sollten Sie diesem Teil der Lymphmassage ausreichend Aufmerksamkeit widmen.

Im Folgenden erhalten Sie zwei einfache Anleitungen zur Selbstmassage. Die erste Übung wird ausschließlich liegend in Rückenlage durchgeführt, die zweite beginnt im Stehen und wird dann in Rückenlage fortgesetzt.

Übung 1

Legen Sie sich entspannt in Rückenlage auf eine weiche Unterlage. Führen Sie die gestreckten Finger zu den Schlüsselbeinen und legen Sie Handflächen und Finger flach auf. Verschieben Sie die Haut mit kreisförmigen Bewegungen. Ziehen Sie so große Kreise, wie es die Dehn- und Verschiebbarkeit Ihrer Haut zulässt. Die Kreise sollten sich nicht schmerzhaft anfühlen. Für das Ziehen eines Kreises nehmen Sie sich eine Sekunde Zeit. Um die Zeit abzuschätzen, können Sie innerlich (oder auch laut) ***„einundzwanzig"*** sagen. Kreisen Sie im Bereich der Schlüsselbeine insgesamt fünfmal. Danach führen Sie die Hände zum Hals und legen die Finger flach auf. Am Hals sollten Sie eine gleichzeitige Druckausübung auf beiden Seiten vermeiden.

Vorsicht!

Im Bereich des seitlichen Halses verläuft eine Halsschlagader, die ***Arteria carotis interna***. Diese weist eine Gefäßaufweitung, den ***Sinus caroticus***, auf. An der Gefäßwand des ***Sinus caroticus*** befinden sich Druck-Fühler (Barorezeptoren), die bei Druck mit einer Verringerung der Herzfrequenz sowie der Pumpkraft des Herzens, der Erregbarkeit des Herzens und der Geschwindigkeit der Erregungsleitung am Herzen reagieren.

Der beidseitige Druck auf jeweils den linken und rechten ***Sinus caroticus*** kann zu einer starken Verlangsamung der Herzfrequenz (Bradykardie), zum kurzen Herzstillstand (Asystolie) und zum Ohnmachtsanfall (Synkope) führen.

Da gerade ältere Menschen deutliche Gefäßveränderungen im Sinne einer Gefäßverkalkung aufweisen können, ist hier größte Vorsicht geboten. Daher sollten Sie am Hals die Haut nur ganz sanft und vorsichtig verschieben. Beim Auftreten von Schwindelgefühlen sollten Sie eine Pause machen. Massieren Sie weiter beide Seiten des Halses nacheinander und nicht gleichzeitig.

Beschreiben Sie nun ausladende Kreise und erreichen Sie auch die Haut unterhalb des Ohrläppchens. Wiederholen Sie Ihre Kreisbewegung wiederum fünfmal.
Danach legen Sie die Hände flach zu beiden Seiten des Bauchnabels auf und kreisen von innen nach außen und wieder nach innen. Ziehen Sie wieder fünf Kreise. Abschließend kreisen Sie fünfmal in den Leisten.
Achten Sie darauf, dass Sie von innen beginnen, im weiten Bogen nach außen verschieben und mit dem Verschieben der Haut nach innen enden.

Übung 2

Alternativ beginnen Sie das Freimachen der zentralen Abflusswege im Stehen. Legen Sie sich vorab eine weiche Unterlage und ein großes Kissen bereit. Lockern Sie zunächst die Schultern, indem Sie sie im Wechsel kreisen lassen.

Wechseln Sie dabei zwischen rechts und links und nach vorne und hinten gerichteten Kreisbewegungen. Drehen Sie danach den Kopf so weit wie möglich nach links.

Verharren Sie kurz und drehen Sie den Kopf so weit wie möglich nach rechts. Wiederholen Sie die Kopfdrehung einige Male. Neigen Sie danach den Kopf abwechselnd zur rechten und zur linken Seite.

Jede Bewegung sollte sich gut für Sie anfühlen und leichte Dehnungsgefühle auslösen. Führen Sie nach diesen Lockerungsübungen die Hände zu den Schlüsselbeingruben und führen Sie kreisende Bewegungen mit den Fingern durch. Die Kreise zielen zur Körpermitte.

Anschließend legen Sie sich auf den Rücken. Lagern Sie Ihren Kopf auf das große Kissen, sodass Sie sehen können, was Sie mit Ihren Händen tun. Damit der Bauch ganz entspannt ist, können Sie die Beine aufstellen oder auf ein weiteres Kissen legen.

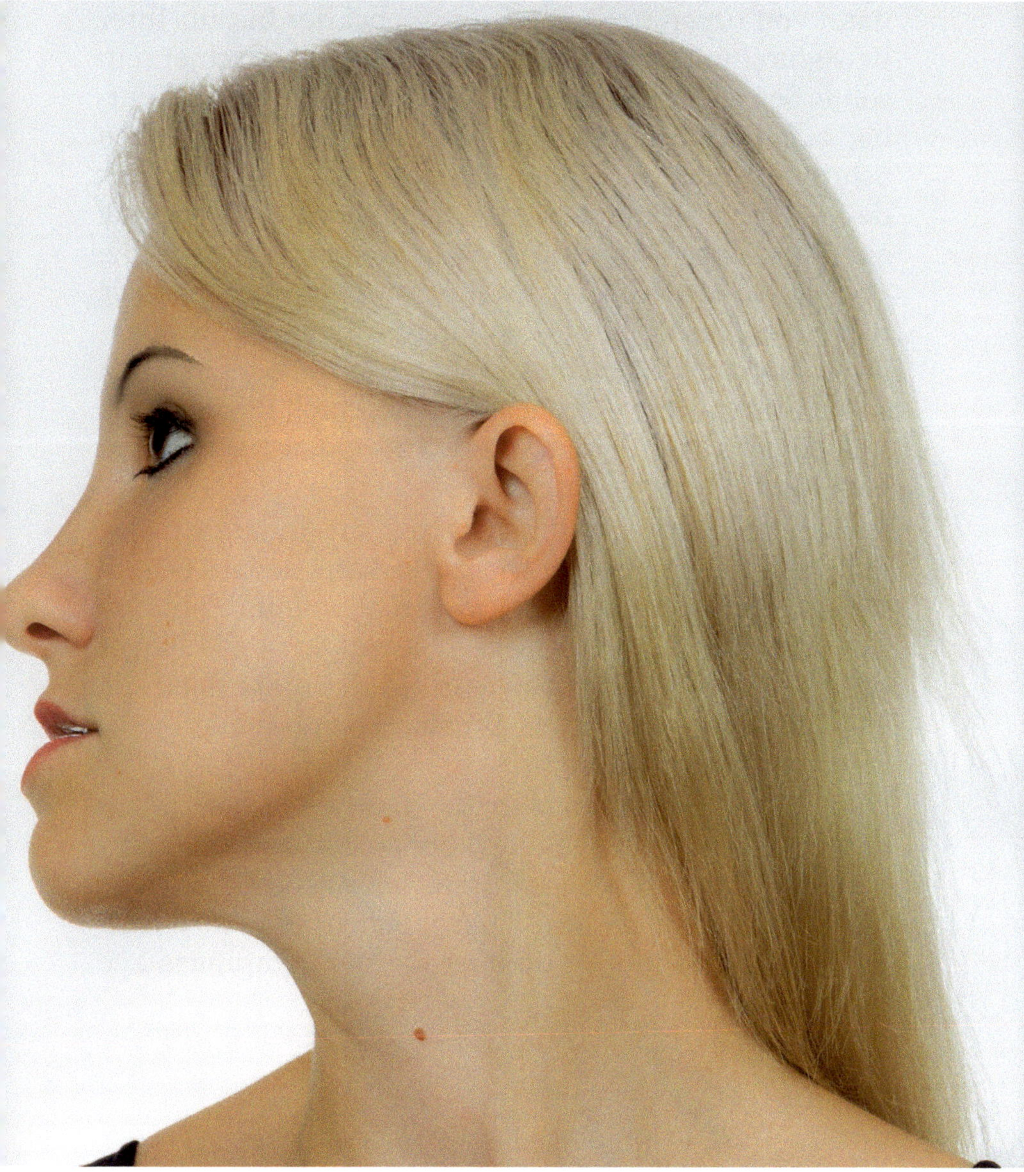

© Batechenkofff --- shutterstock.com -- Kopfdrehung

Beginnen Sie nun an den Leisten und arbeiten sich alsdann von unten nach oben vor, wobei der Impuls Ihrer Bewegung immer zur Körpermitte hin ausgerichtet sein sollte. Setzen Sie stehende Kreise ein, die Sie jeweils fünf- bis zehnmal wiederholen, bevor Sie in fingerbreiten Schritten weiter nach oben wandern. Massieren Sie beide Körperhälften am besten nacheinander, um sich ganz auf die Massage konzentrieren zu können. Nachdem Sie von beiden Seiten bis zu den Rippenbögen hoch massiert haben, drücken Sie mit den Fingern unter die Rippenbögen und atmen bewusst dagegen. Bei jedem Einatmen sollten Sie spüren, wie über das Zwerchfell Druck gegen Ihre Finger ausgeübt wird. Atmen Sie einige Male tief ein und aus.

Es ist möglich, dass es Ihnen gerade am Anfang schwerfällt, den Bauch ausreichend zu lockern, sodass er sich weich anfühlt. Wenn Sie Schwierigkeiten mit der Lockerung des Bauchs haben, legen Sie zunächst die Finger unterhalb des Bauchnabels auf. Schieben Sie dann die Haut nach oben Richtung Brustkorb und atmen mehrfach tief in den Bauch ein.

Diese Übung zielt darauf ab, den Bauch weicher zu machen. Während der Übung können Sie eventuell lebhafter werdende Darmgeräusche wahrnehmen. Dies ist nicht ungewöhnlich und kann vielmehr ein Anzeichen dafür sein, dass Ihre Verdauung von der Lymphmassage profitiert.

Lymphmassage des Gesichts

Der oberflächliche Lymphabfluss des Gesichts erfolgt zu beiden Seiten entlang der Schläfen, der seitlichen Augenbrauen, vor und hinter den Ohren, über die Wangen sowie über das Kinn und die Kieferregion in die Halslymphknoten.

Ein etwaiger Lymphstau im Bereich des Gesichts erzeugt ein verquollenes Aussehen und begünstigt Tränensäcke ebenso wie Hautunreinheiten und Akne.

Die Lymphmassage des Gesichts trägt zur Entgiftung bei, reduziert Tränensäcke und Schwellungen, fördert die Selbstheilung der Körperzellen und verbessert damit das Erscheinungsbild der Haut. Dies geschieht vor allem auch durch das verbesserte Angebot von Blut, das Nährstoffe und Sauerstoff zur Verfügung stellt. Grund dafür ist, dass die Lymphmassage die Durchblutung im massierten Gebiet anregt. Abfallstoffe und Bakterien werden durch die Lymphmassage abtransportiert und entsorgt, wodurch Hautunreinheiten und Akne gemindert werden. Darüber hinaus wirkt die Lymphmassage im Gesicht bei vielen Menschen beruhigend und reduziert Gefühle von Stress und Angst. Sie kann sogar gegen Schlaflosigkeit helfen.

Wann darf keine Lymphmassage des Gesichts durchgeführt werden?

Die Lymphmassage des Gesichts darf jedoch nicht immer angewendet werden. Da durch die Massage Blutgefäße des Gesichts angeregt werden, welche mit den Blutgefäßen des Gehirns in Verbindung stehen, muss die Lymphmassage unterbleiben, wenn eine Entzündung, Infektion oder Thrombose im Gesichtsbereich vorliegt.

Andernfalls besteht die Gefahr, dass sich der krankhafte Prozess im Gesicht durch die Massage in die Hirnhäute oder das Gehirn ausbreitet. Darüber hinaus sollten auch Patienten, die an Hypertonie (Bluthochdruck) leiden, auf eine Lymphmassage des Gesichts verzichten. Auch Erkrankungen des rheumatischen Formenkreises, Asthma bronchiale, Lupus erythematodes (eine Autoimmunerkrankung), bestimmte Schilddrüsenerkrankungen (zum Beispiel Morbus Basedow oder Morbus Hashimoto) sowie aktive Krebserkrankungen im Bereich des Kopfes stellen eine Gegenanzeige (Kontraindikation) für eine Lymphmassage des Gesichts dar.

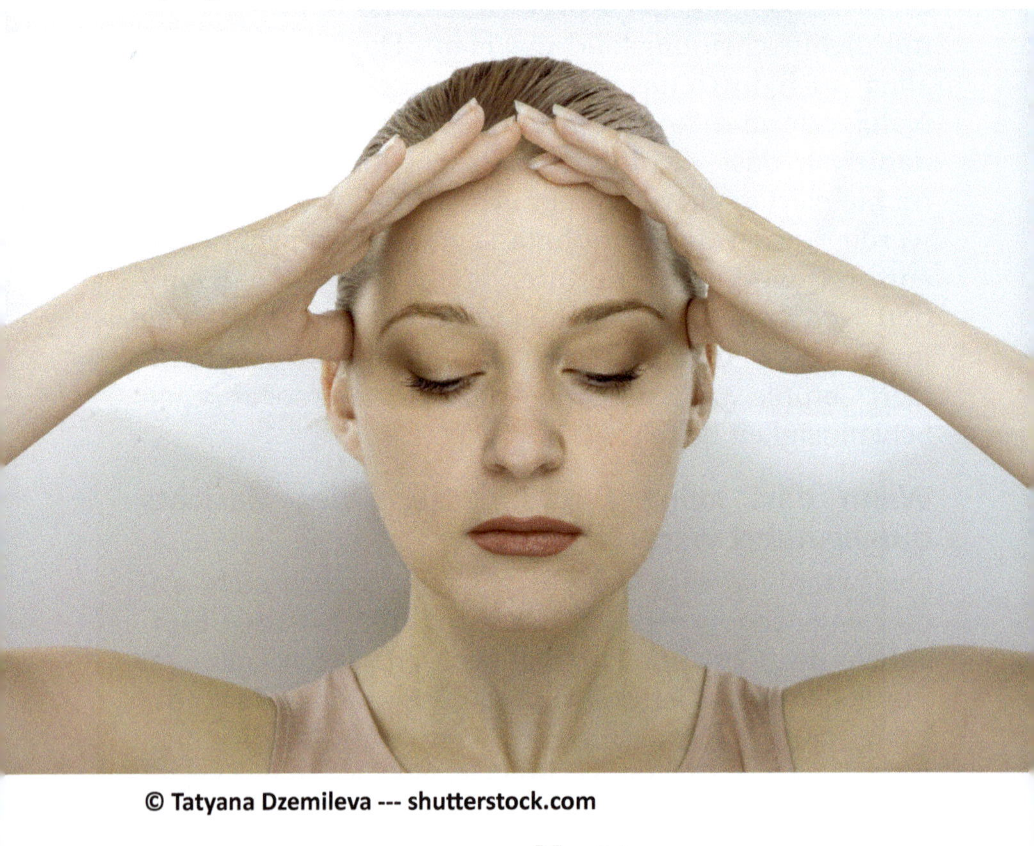

© Tatyana Dzemileva --- shutterstock.com

Die Selbstmassage kann in die tägliche Morgenroutine integriert werden. Die folgenden einfach zu erlernenden Griffe nehmen nur etwa zehn Minuten in Anspruch. Achten Sie auf hygienische Verhältnisse und waschen Sie sich am besten vor der Selbstmassage die Hände.

Beginnen Sie die Massage mit der Stirn. Legen Sie die Hände mit sanftem Druck und gestreckten Fingern auf und streichen Sie langsam und gleichmäßig die Haut in Richtung der Schläfen aus.

Kehren Sie danach ohne Druck in Ihre Ausgangsposition zurück. Wiederholen Sie das Ausstreichen der Stirn dreimal.

Um den Lymphabfluss der Ohren zu aktivieren, üben Sie Druck auf die Haut hinter dem Ohrläppchen aus. Lassen Sie anschließend wieder locker und wiederholen die Druckausübung dreimal.

Bei Erkältungen kann sich der Druck in dieser Region unangenehm und sogar schmerzhaft anfühlen. Die Ursache dafür ist, dass hier etliche Lymphknotenstationen des Gesichts zusammenfließen und bei Entzündungen aktiviert und druckschmerzhaft werden. Wenn sich der Druck schmerzhaft anfühlt, sollten Sie diesen Griff (vorübergehend) nicht durchführen.

Wenden Sie sich jetzt der Augenregion zu. Legen Sie die Zeigefinger unterhalb des Augeninnenwinkels sanft auf und streichen Sie mit leichtem Druck langsam und achtsam nach unten. Wiederholen Sie diese Bewegung, die zur Reduktion von Tränensäcken beiträgt, fünfmal. Im Anschluss legen Sie den Zeigefinger oberhalb des Augeninnenwinkels in den Hohlraum unter den Augenbrauen auf und üben dreimal wohldosierten Druck aus.

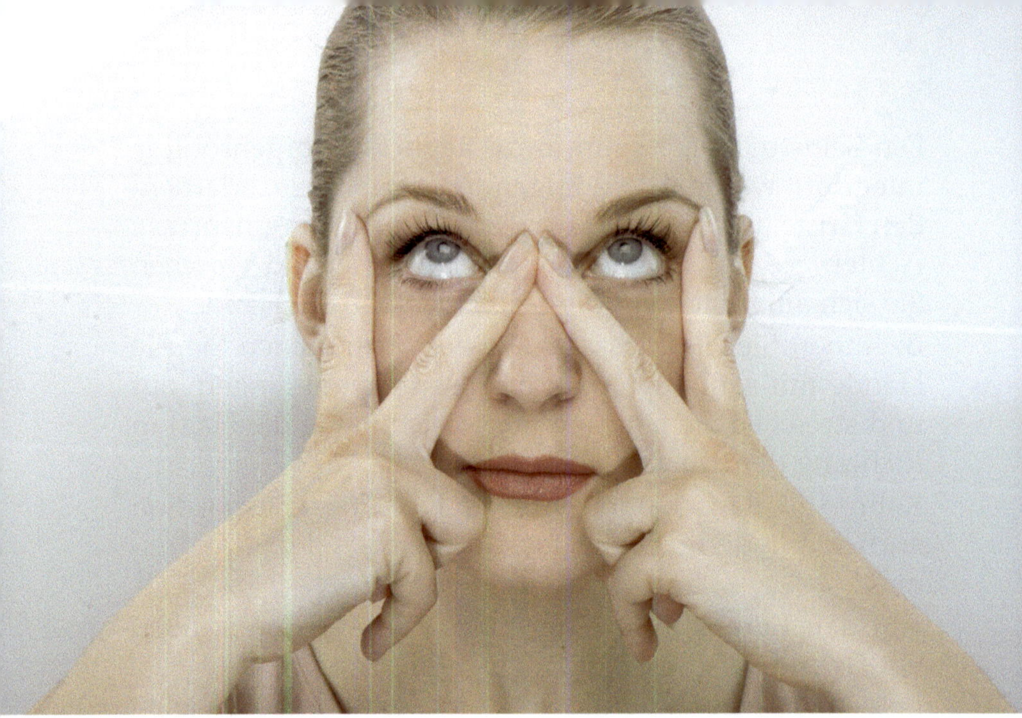

© Tatyana Dzemileva --- shutterstock.com

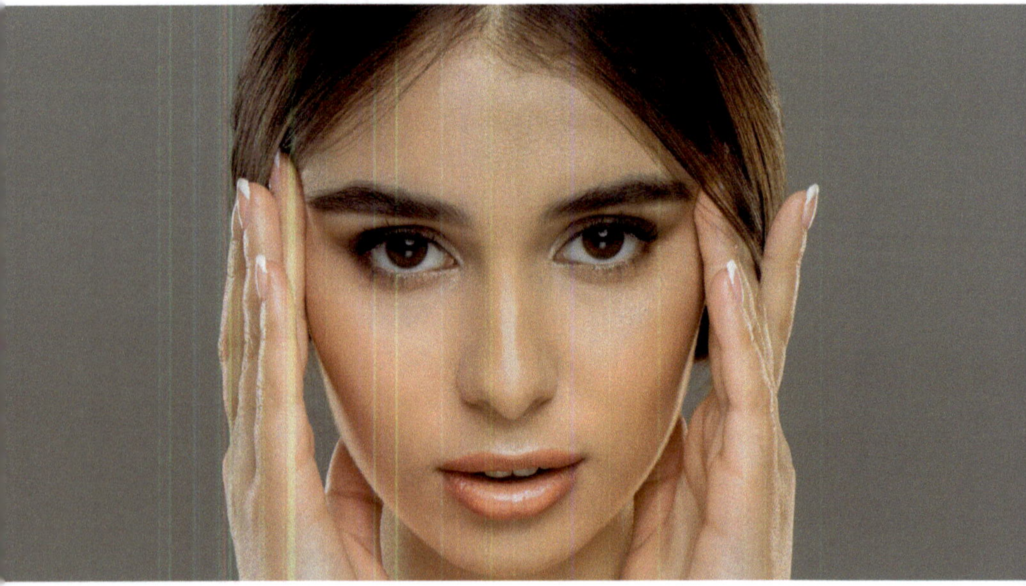

© Prostock-studio --- shutterstock.com

Für die Anregung des Lymphflusses im Bereich von Nase und Mund legen Sie die Finger gestreckt zu beiden Seiten der Nase auf und üben dreimal Druck aus. Wiederholen Sie dies je dreimal mit gestreckten Fingern neben den Mundwinkeln und vor dem ***Tragus***, der die Basis des Ohres darstellt und dem Gesicht zugewandt ist, jeweils auf beiden Seiten.

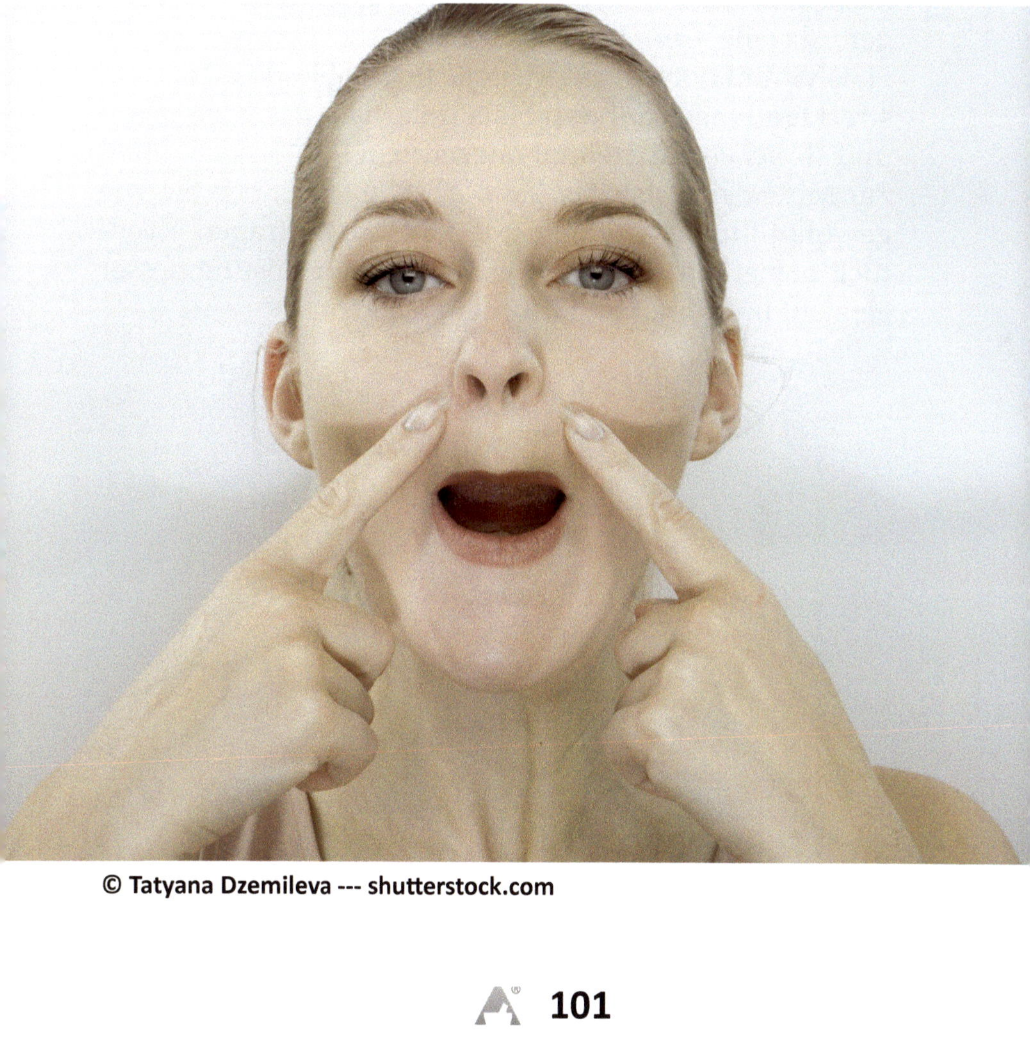

Damit die Lymphe aus dem Bereich des Kinns abfließt, legen Sie die gestreckten Finger zusammen und stützen Sie diese mit leichtem Druck in der Mitte des Kinns auf. Schieben Sie die Haut langsam und achtsam in Richtung der Ohrläppchen. Auf dem Rückweg üben Sie keinen Druck aus, sondern streichen nur sanft über die Haut. Wiederholen Sie diese Bewegung dreimal.

Nach der Selbstmassage des Gesichts empfiehlt es sich, zusätzlich kurz den Lymphabfluss des Halses anzuregen, da alle Gesichtslymphknoten die Lymphe in die Halslymphknoten weiterleiten. Legen Sie dazu die gestreckten Finger auf den Hals unterhalb des Kiefers auf und streichen Sie dreimal mit sanftem Druck nach unten zur Mitte der Halsbasis. Zum Abschluss können Sie wie gewohnt Ihre Tagespflege auf die Haut auftragen. Eventuell bemerken Sie, dass die Creme oder Lösung besser einzieht und Ihre Haut frischer erscheint.

Lymphmassage der Achseln

Um die Flüssigkeit des Gewebes in den Achseln zu mobilisieren, können Sie dieselbe Technik wie beim Freimachen der Abflusswege anwenden. Sie können auch beidhändig arbeiten und den Hautfaltgriff anwenden. Kneten Sie die Hautfalten mit dem Daumen der nicht greifenden Hand über die Rippen in Richtung Nabel. Versuchen Sie, die Achseln sowohl vorne als auch hinten zu massieren.

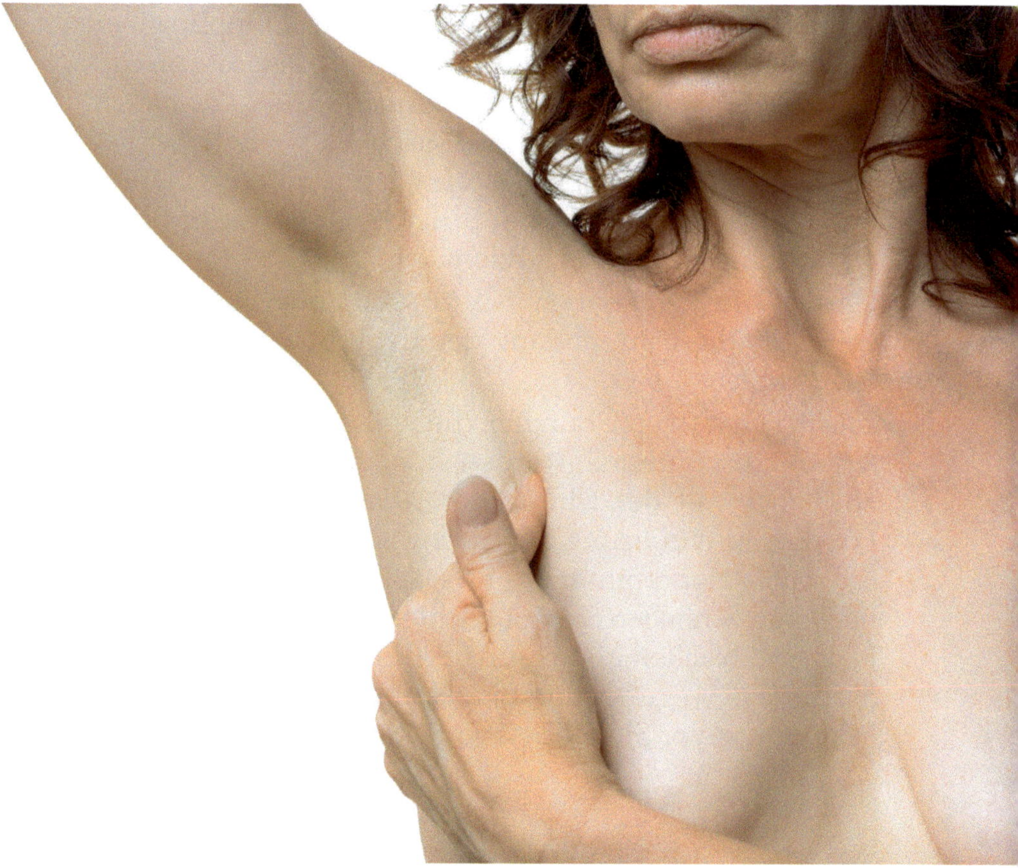

Lymphmassage an Hals und Nacken

Von den 600 bis 700 Lymphknoten, die jeder Mensch besitzt, befinden sich rund ein Drittel im Bereich von Kopf und Hals. Der Grund hierfür ist, dass über Mund, Nase, Augen und Ohren besonders viele Eintrittsmöglichkeiten für Krankheitskeime bestehen. Die Lymphknoten dienen an diesen Stellen als allzeit bereite Wächterstationen. Daher ist die Lymphmassage von Hals und Nacken besonders wichtig, denn diese unterstützt in besonderem Maße das Immunsystem. Mehrere Lymphbahnen befinden sich vor, auf und hinter dem **Musculus sternocleidomastoideus**, auch ***„großer Kopfwender"*** oder ***„Kopfnicker"*** genannt. Der **Musculus sternocleidomastoideus** verläuft seitlich am Hals und hat seine Ursprünge am mittleren Drittel des Schlüsselbeins und am Brustbein, von wo er hinter das Ohr zur Schädelbasis zieht.

Diesen Muskel können Sie zur Orientierung nutzen, wenn Sie die Haut entlang der Lymphbahnen ausstreichen wollen.

Zusätzlich zu den Übungen, die im Kapitel **„Freimachen der Abflusswege"** vorgestellt werden, können Sie den Hals noch zusätzlich mit der Übung der ***„Diagonalen"*** massieren. Für die Durchführung der Übung ***„Diagonale"*** führen Sie die rechte Hand hinter das linke Ohr und legen Sie diese flach auf. Streichen Sie mit leichtem Druck die Haut von Hals und Nacken in Richtung Schulter aus. Wiederholen Sie diese Bewegung fünf- bis zehnmal oder maximal fünf Minuten, bevor Sie die Seite und Hand wechseln.

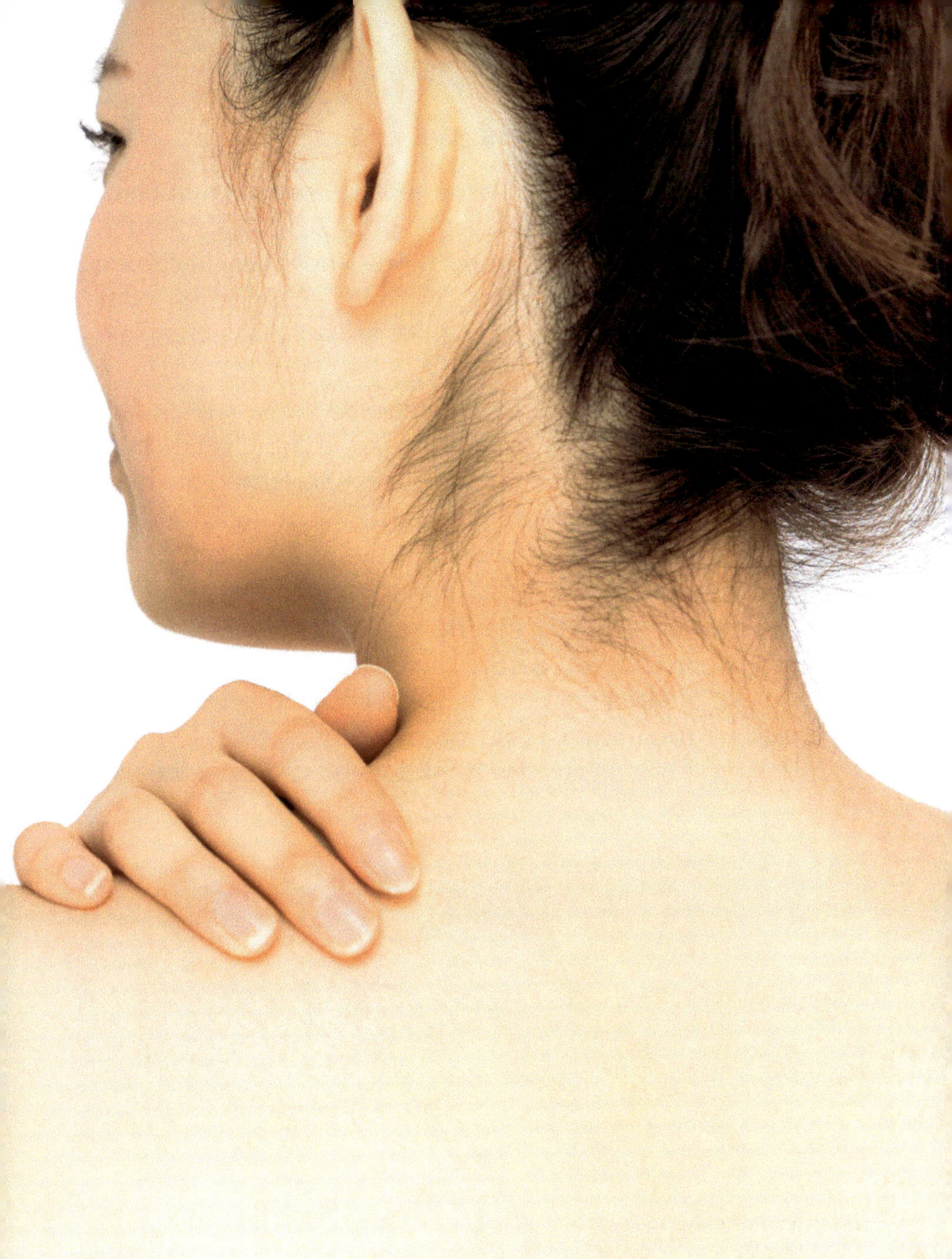

Lymphmassage der Hände

Die Lymphmassage der Arme sollte immer an den Händen beginnen. Ödematöse Schwellungen an den Händen fallen oft daran auf, dass der Ehering (oder vergleichbare Ringe, die ständig getragen werden) enger sitzen oder sich nicht mehr abziehen beziehungsweise anziehen lassen.

Am Handrücken können Sie ***stehende Kreise*** anwenden. Wenn sich ein Ödem gebildet hat, können Sie versuchen, es in Richtung Unterarm zu schieben. Streichen Sie hierfür die Hand mit dosiertem Druck in Richtung Unterarm aus. Den entstauenden Effekt der Lymphmassage an der Hand werden Sie sehr schnell bemerken.

Es empfiehlt sich, die Hände regelmäßig einzucremen und gut zu pflegen, da Sie durch den steten Gebrauch oftmals stark beansprucht werden. Die Hautpflege ist ein wichtiger Bestandteil, um Komplikationen eines Lymphödems wie beispielsweise Infektionen zu vermeiden.

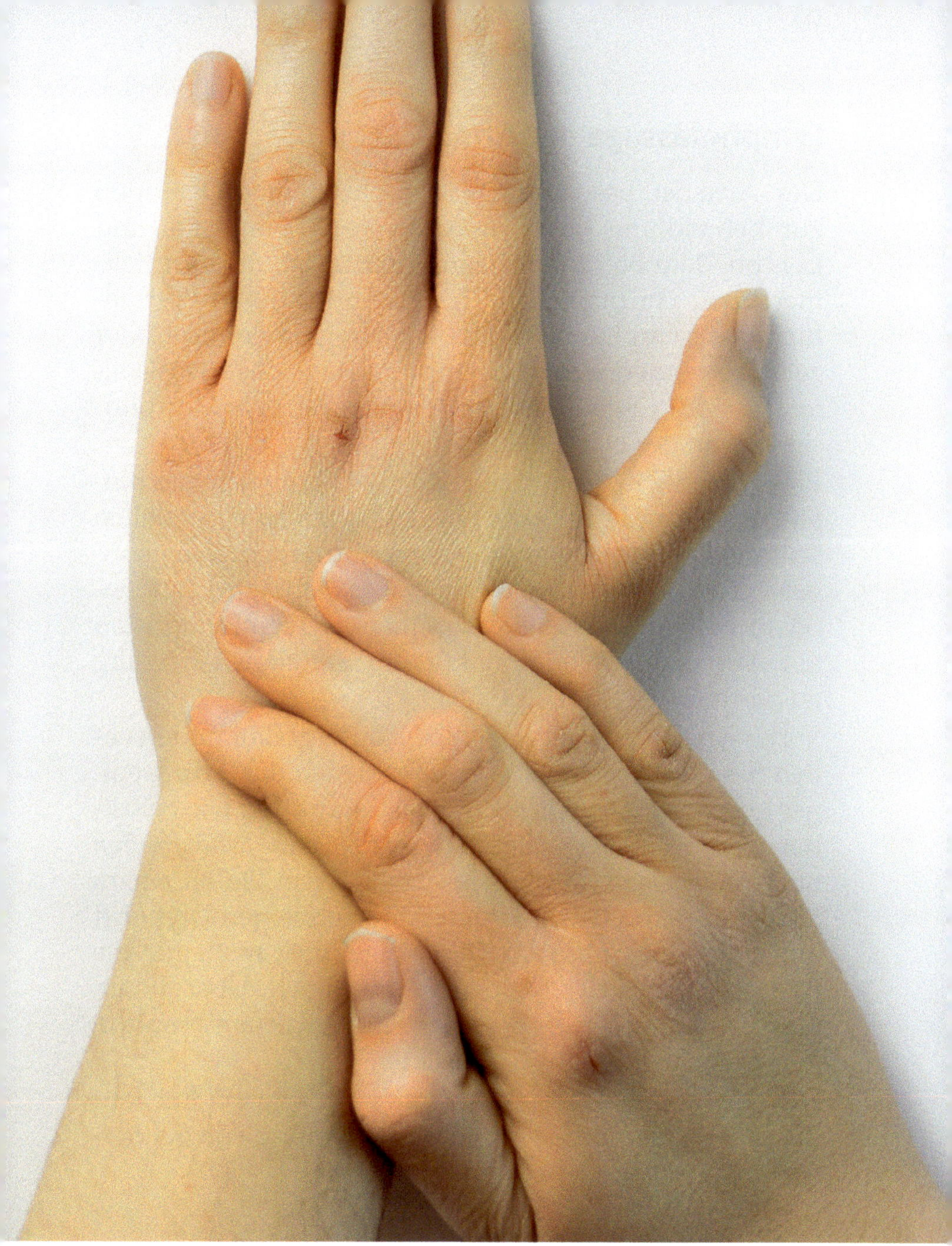

Lymphmassage der Arme

Der Arm ist besonders häufig nach einer Operation zur Behandlung von Brustkrebs von Lymphstau und Lymphödem betroffen. Grund hierfür ist, dass im Rahmen einer chirurgischen Therapie oder durch Bestrahlung die Lymphknoten der Achselregion entfernt oder zerstört werden. Bei der Lymphmassage des Arms sollten Sie - im Gegensatz zur Massage der Beine - grundsätzlich an der Hand anfangen.

Eine gründliche Lymphmassage des Arms kann zeitintensiv sein und durchaus eine halbe bis zu einer vollen Stunde dauern. Es ist v. a. dann erforderlich, sich genügend Zeit zu nehmen, wenn ein ausgeprägtes Lymphödem vorliegt. Wenn Sie nur einen leichten Lymphstau am Arm bemerken, sind kürzere Zeiteinheiten völlig ausreichend.

Verlassen Sie sich dabei auf Ihr Körpergefühl und beenden Sie die Lymphmassage, sobald sich der Arm weniger gespannt und vor allem leichter anfühlt. Die Selbstmassage des Arms sollte sich vor allem aus ***Schöpfgriffen*** und ***Pumpgriffen*** zusammensetzen. Wenn Sie an einem ausgeprägteren Ödem leiden, können Sie den Drehgriff anwenden, obwohl sich dieser eigentlich mehr für die Lymphmassage des Körperstamms eignet. Über diesen Griff lassen sich jedoch große Flüssigkeitsansammlungen auch am Arm gut mobilisieren.

Die ***„Fledermaus“*** ist eine Technik zur gezielten Entstauung der Arme, die Sie mit der Anwendung von Schöpf- und Pumpgriffen kombinieren können.

Für die Ausübung der ***„Fledermaus"*** legen Sie die rechte Hand flach auf die Innenseite des Unterarms und streichen die Haut über den Ellenbogen und die Innenseite des Oberarms bis zur Achsel mit leichtem Druck aus. Führen Sie die Hand ohne Druck in die Ausgangsposition zurück und wiederholen Sie das Ausstreichen. Wandern Sie auf diese Weise in kleinen Schritten um den Arm herum, sodass auch die Außenseite behandelt wird. Die Außenseite streichen Sie in Richtung der Schulter aus. Massieren Sie danach den anderen Arm auf die gleiche Weise. Wenn Sie die Oberarme eingehender massieren möchten, können Sie auf zwei Grundgriffe zurückgreifen: Den vorderen Oberarm können Sie mit ***stehenden Kreisen*** bearbeiten. Für die Massage des rückseitigen Oberarms eignen sich ***Schöpfgriffe***. Arbeiten Sie stets auf die Achsel beziehungsweise die Schulter zu.

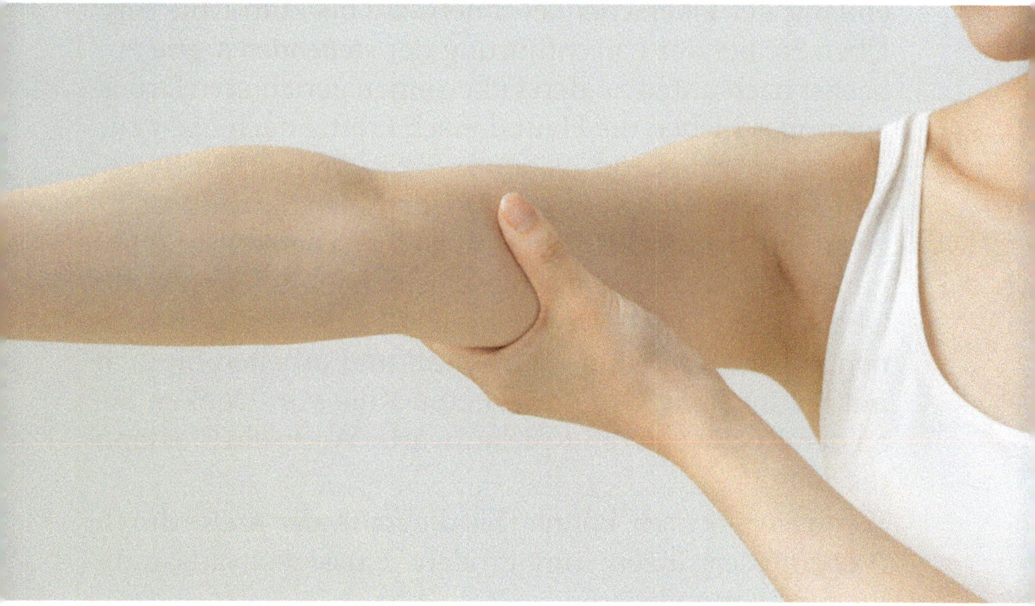

Lymphmassage der Beine

Gerade die Oberschenkel bieten viel Platz für die Ansammlung von Flüssigkeit und sprechen in der Regel gut auf die Lymphmassage an. Bei der Massage der Beine kann es hilfreich sein, zunächst mit den Leisten und den Oberschenkeln zu beginnen, um die Flüssigkeitsansammlung in den Oberschenkeln nicht zu verstärken. Am Oberschenkel ist die Anwendung des ***Drehgriffs*** hilfreich.

Nachdem Sie die zentralen Lymphabflusswege in den Leisten freigemacht haben, beginnen Sie mit der Massage der Innenseite des Oberschenkels. Setzen Sie sich dazu bequem hin und spreizen Sie ein Bein leicht ab. Beginnen Sie unterhalb der linken Leiste mit ***stehenden Kreisen*** und setzen Sie die Kreise in fingerbreiten Schritten entlang der Oberschenkel-Innenseite bis zum Knie fort. Üben Sie bei der Durchführung der ***stehenden Kreise*** zunächst nach unten zu den Füßen einen gerichteten Druck aus und schieben die Haut danach kräftig nach oben zur Leiste. Anschließend wandern Sie in kreisenden Bewegungen vom Knie aufwärts. Wiederholen Sie die Massage an der Innenseite des rechten Oberschenkels und beginnen erneut unterhalb der Leiste. Die Außenseite der Oberschenkel massieren Sie auf dieselbe Weise. Beginnen Sie am Übergang zum Gesäß und arbeiten Sie sich mit je fünf ***stehenden Kreisen*** zum Knie vor. Denken Sie an den Rückweg vom Knie aufwärts. Wechseln Sie dann die Seite.

Wenn Sie möchten, können Sie die ***stehenden Kreise*** durch ***Drehgriffe*** ergänzen, um größere Flüssigkeitsansammlungen zu mobilisieren.

Nachdem Sie den Lymphabfluss des Oberschenkels so erleichtert und freigemacht haben, können Sie mit der Massage des Unterschenkels fortfahren.

Hierfür eignet sich die Technik der ***„Gazelle“***. Für die Durchführung der Übung ***„Gazelle“*** legen Sie die Hand flach auf den Innenknöchel auf und streichen mit sanftem Druck über den Unterschenkel, das Knie und den Oberschenkel bis zur Leiste. Wiederholen Sie das Ausstreichen fünfmal vom Innenknöchel beginnend und fünfmal vom Außenknöchel anfangend.

Im Bereich der Wade können Sie von der Ferse zum Knie aufwärts ***Schöpf***- und ***Pumpgriffe*** anwenden.

Massieren Sie das andere Bein auf dieselbe Weise.

Je nach Konstitution, Ausprägung des Lymphödems und Biegsamkeit des Körpers kann die Selbstmassage des Beins schwierig oder unmöglich sein. Falls Sie die Handgriffe nicht durchführen können, gibt es eine alternative Möglichkeit, um den Lymphabfluss zu steigern. Setzen Sie sich mit ausgestreckten Beinen auf einen gefliesten oder laminierten Boden.

Feuchten Sie die Haut mit einem nassen Tuch ein wenig an, sodass sie leicht am Boden ***„klebt“***. Lassen Sie die Beine stets auf dem Boden liegen. Schieben Sie zunächst ein Bein in Richtung Ferse und ziehen es wieder zurück.

Durch das ***„Kleben“*** am Boden sollte sich die Haut über der Wade verschieben.

Führen Sie die Bewegung mit beiden Beinen im Wechsel durch. Anschließend verschieben Sie die Beine zur Seite, um die Haut seitwärts zu verschieben. Zum Schluss schaukeln Sie mit dem Becken, um die Flüssigkeit der Oberschenkel zu mobilisieren. Zusätzlich können Sie die Beine nach der Übung ausschütteln.

Lymphmassage der Füße

Bevor Sie sich der Lymphmassage der Füße widmen, sollten Sie Unterschenkel und Oberschenkel entstauen, um Platz im Lymphsystem zu schaffen. Wenn Sie erst danach die Füße massieren, stellt sich eine stärkere Wirkung ein.

An den Füßen wird generell aufgrund der Schwerkraft ein Ödem begünstigt. Dabei kann zwischen einem venösen und einem lymphatischen Ödem differenziert werden: Das venöse Ödem spart die Zehen aus, während das Lymphödem auch die Zehen anschwellen lässt. Die geschwollenen Zehen werden aufgrund ihres Aussehens auch als ***„Kastenzehen"*** bezeichnet. Zusätzlich bestätigt ein positives ***Stemmer-Zeichen*** klinisch die Verdachtsdiagnose eines Lymphödems: Lässt sich die Haut über der zweiten Zehe nicht mit einer vorsichtigen Kneifbewegung abheben, ist das sogenannte ***Stemmer-Zeichen*** positiv.

Für die Steigerung des Lymphabflusses am Fuß sind knetende ***Schöpf***- und ***Pumpgriffe*** nützlich. Beginnen Sie die Massage an den Zehen und wandern Sie sowohl über den Fußrücken als auch über die Fußsohle zum Knöchel.

Wenn der Fuß stark geschwollen ist, helfen vorab ein paar ***Drehgriffe***, insbesondere auf Höhe der Knöchel.

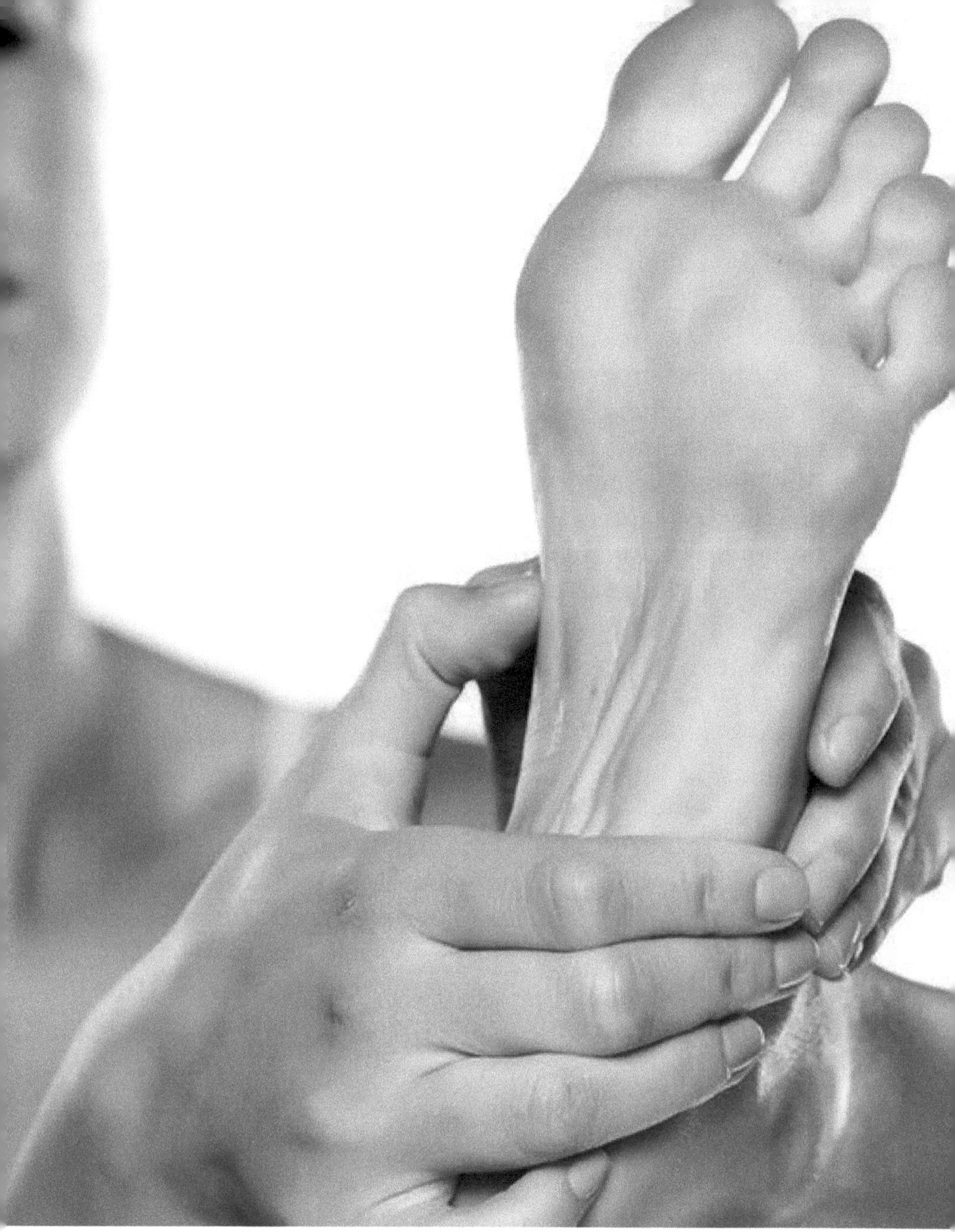

© Vladimir Gjorgiev --- shutterstock.com

Lymphmassage an Bauch und Brust

Bauch und Brust verfügen durch **Cisterna chyli** (Bauchraum) und **Ductus thoracicus** (Brustkorb, ***„Milchbrustgang"***) über die kaliberstärksten Lymphgefäße, was die Bedeutung der Lymphmassage dieser Körperbereiche deutlich macht.

Den Abfluss im Brustbereich können Sie durch die Technik der ***„Lüftung"*** unterstützen. Legen Sie hierfür die rechte Hand auf das Brustbein und streichen Sie unter Ausübung leichten Drucks bis zur linken Schulter. Ziehen Sie die Hand ohne Druckausübung zurück und wiederholen Sie das Ausstreichen fünfmal. Danach arbeiten Sie mit der linken Hand und streichen die Haut fünfmal zur rechten Schulter aus.

Den Bauch können Sie mit ***Rollgriffen*** entstauen, wie Sie es schon vom Freimachen der zentralen Abflusswege kennen. Beginnen Sie, Hautfalten unter den Achseln zu bilden und kneten Sie diese mit dem Daumen in Richtung Bauchnabel. Wandern Sie über die Rippen bis zur Taille herunter und wiederholen Sie diesen Abstieg auf beiden Seiten dreimal. Anschließend massieren Sie die Lendenregion, indem Sie Hautfalten auf beiden Seiten neben der Lendenwirbelsäule fassen und diese Hautfalten kreisend in Richtung Bauchnabel rollen, bis die Hautfalten auslaufen. Wiederholen Sie diese Technik mindestens dreimal.

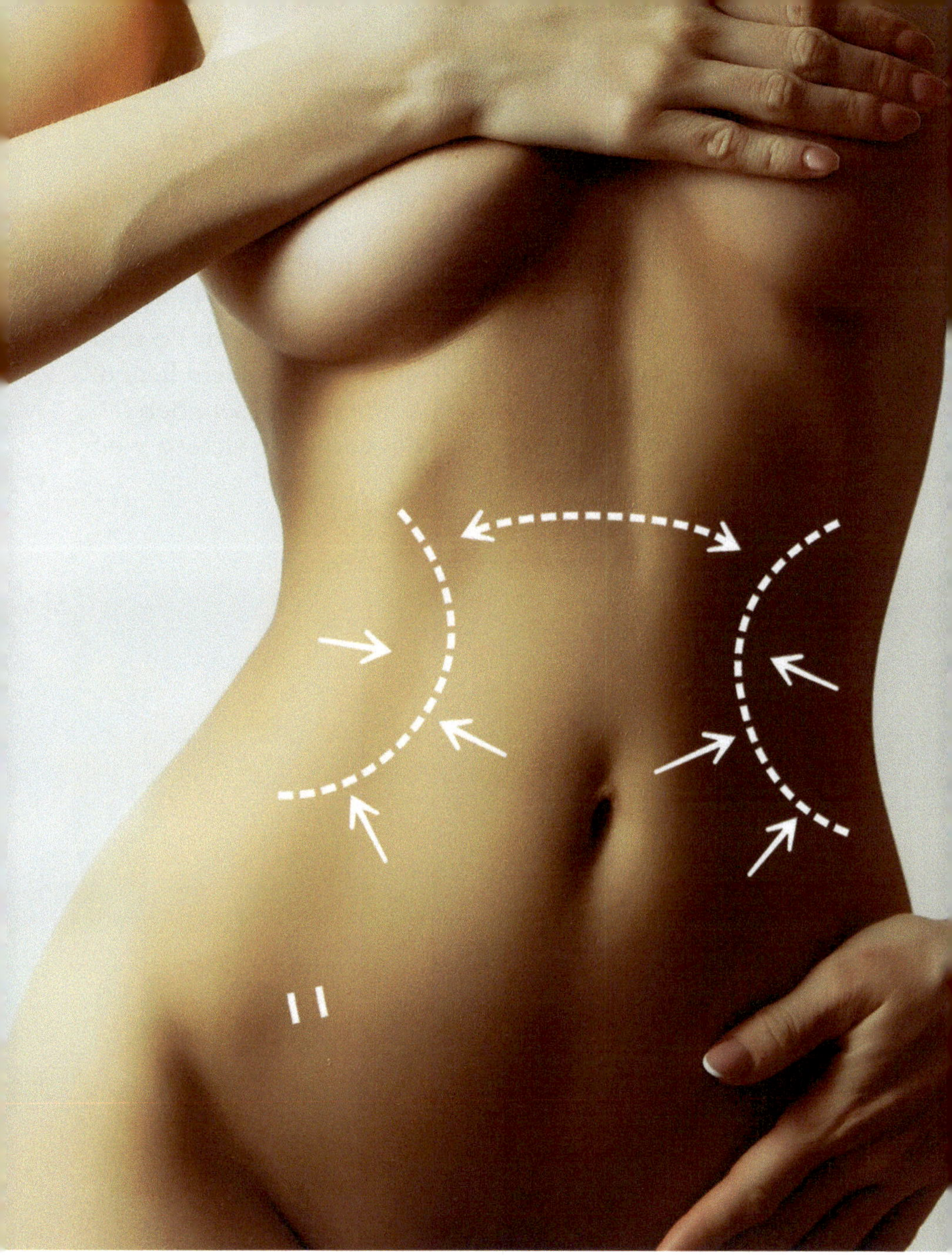

Lymphmassage am unteren Rücken und Po

Wenden Sie für die Selbstmassage von unterem Rücken und Po ***stehende Kreise*** an. Ziehen Sie so große Kreise, wie es die Verschiebbarkeit Ihrer Haut erlaubt. Beginnen Sie im Bereich der Leisten. Versetzen Sie die Hände in fingerbreiten Schritten über die Hüften bis zum Po und über das Gesäß, bis die Hände auf dem Steißbein liegen. Konstitution und Dehnbarkeit können in diesem Bereich vorzeitig eine Grenze setzen. Massieren Sie sich so weit vor, wie es Ihnen möglich ist.

Was ist nach der Massage zu beachten?

Es ist möglich, dass Sie sich nach der Massage erschöpft fühlen. Dies ist ein Anzeichen für den Arbeitsprozess innerhalb des Gewebes und Lymphsystems. Sie können nach der Massage eine Ruhepause einlegen. Den Abfluss der Lymphe können Sie nach der Massage aber auch mit einem entspannten Spaziergang unterstützen.

Wenn viel Flüssigkeit zurück in den Blutkreislauf gelangt ist, werden auch die Nieren stärker durchblutet und produzieren mehr Harn. Möglicherweise verspüren Sie direkt nach der Lymphmassage bereits Harndrang.

Entstauende Atemgymnastik

Nehmen Sie sich nach der Massage noch eine bis zwei Minuten Zeit, um die entstauende Atemgymnastik durchzuführen. Atmen Sie - wie im Kapitel **„Entstauende Atemgymnastik“** beschrieben - tief in den Bauch ein und atmen Sie über die Lippenbremse wieder kräftig aus.

Sanfte Gymnastikübungen zur Entstauung

Die folgenden fünf gymnastischen Übungen werden von Dr. Anke Kleine-Tebbe, Chefärztin des Brustzentrums der DRK Kliniken Berlin in Köpenick, zur Entstauung empfohlen.

Die Übungen eignen sich nicht nur zur Vorbeugung von Ödemen nach einer Bestrahlung oder Operation aufgrund von Brustkrebs, sondern diese nützen auch Menschen, die aus anderen Gründen Probleme mit dem Lymphabfluss haben oder die ihre Entgiftungsleistung des Organismus fördern wollen. Jede Übung sollte fünf- bis zehnmal wiederholt werden.

Schulterrolle

Beginnen Sie mit der Übung ***„Schulterrolle"***, für die Sie sich gerade auf einen Stuhl setzen. Ziehen Sie die Schulter langsam nach oben, bis Sie die Schultern maximal möglich angehoben haben. Danach ziehen Sie die Schultern so weit wie möglich nach unten. Von dieser Position ausgehend, beginnen Sie, die Schultern nach vorne zu schieben. Während des Vorschiebens heben Sie die Schultern wieder auf eine neutrale Höhe an. Nachdem Sie die Schultern so weit nach vorn geschoben haben, wie es Ihnen möglich ist, führen Sie die Schultern so weit wie möglich nach hinten. Anschließend lassen Sie zunächst die eine, dann die andere Schulter, kreisen. Die Arme liegen währenddessen locker und entspannt am Körper an.

Schmetterling

Die nächste Übung trägt den Namen ***„Schmetterling"*** und auch sie wird gerade auf einem Stuhl sitzend durchgeführt. Falten Sie die Hände im Nacken, wobei die Ellenbogen nach vorne zeigen. Drehen Sie die Ellenbogen nun zu den Seiten, bis Sie in der Ihnen maximal möglichen Außendrehung angekommen sind.

Wenn Anspannung spürbar wird, lassen Sie locker und führen die Ellenbogen zurück.

Bilderrahmen

Der ***„Bilderrahmen"*** ist die dritte Übung. Sie wird im aufrechten Stand ausgeführt. Umfassen Sie vor dem Körper mit der rechten Hand den linken Ellenbogen und mit der linken Hand den rechten Ellenbogen, sodass ein ***„Rahmen"*** mit den Armen gebildet wird. Führen Sie die Arme über den Kopf, sodass die Arme Ihren Kopf ***„einrahmen"***.

Halten Sie diese Position kurz, bevor Sie den ***„Rahmen"*** wieder absenken.

Elefant

Die vierte Übung ist der ***„Elefant“***. Stehen Sie gerade und umfassen Sie mit der rechten Hand das linke Handgelenk. Die linke Hand bleibt entspannt geöffnet. Strecken Sie den linken Arm gerade aus und heben ihn kontrolliert bis auf Schulterhöhe an. Halten Sie diese Streckung für einen Moment, bevor Sie die Arme wieder absenken und die Übung mit der anderen Seite wiederholen. Jetzt fasst die linke Hand um das rechte Handgelenk.

Das „O“

Das ***„O“*** ist die fünfte Übung. Sie stehen aufrecht und strecken die Arme gerade nach vorne aus. Verschränken Sie die Finger ineinander, sodass Sie in Ihre Handflächen blicken. Führen Sie die verschränkten Hände mit gestreckten Armen in einer langsamen und gleichmäßigen Bewegung über den Kopf. Sie bilden nun mit Ihren Armen ein ***„O“*** um den Kopf. Halten Sie kurz inne und senken Sie die Arme langsam wieder ab.

Massage zur Entgiftung

Die Lymphmassage dient neben der Mobilisierung von Flüssigkeit auch dem Abtransport von Abfall- und Giftstoffen, die auch als ***„Schlacken"*** bezeichnet werden.

Wenn Sie eine intensivere Form der Entgiftungsmassage wünschen, können Sie eine Trockenbürstenmassage anwenden.

Die Trockenbürstenmassage ist eine klassische Anwendung zur Entgiftung und Abhärtung des Körpers sowie zur Steigerung des Wohlbefindens. Regelmäßige Bürstenmassagen regen den gesamten Stoffwechsel an, stärken die Abwehrleistung des Körpers, steigern die Durchblutung, beleben den Organismus und verbessern die Hautstruktur.

Bürstenmassagen wirken zum einen direkt auf die Haut, zum anderen wirken sie reflektorisch über die Nervenbahnen und somit über die Freisetzung von Signalstoffen. Durch die Stabilisierung des vegetativen Nervensystems werden Herzschlag und Blutdruck beruhigt und harmonisiert. Auch die Psyche kommt zur Ruhe, innere Anspannung und Nervosität lassen nach.

Durch die intensive Berührung und Bewegung tieferer Haut- und Muskelschichten wird die Durchblutung angeregt, der ganze Organismus wird belebt und kommt in Schwung. Dadurch wird die Zufuhr von frischem Blut in alle Organe erhöht, gleichzeitig werden alle Zellen mit Sauerstoff, Nähr- und Abwehrstoffen versorgt.

Weiter wird das Allgemeinbefinden verbessert, Müdigkeit, Erschöpfung und Abgeschlagenheit wird wirksam Paroli geboten.

Neben der erhöhten Stoffwechseltätigkeit wird auch das Lymphsystem angeregt, wodurch schädliche Stoffe schneller abtransportiert werden und deren Ausscheidung beschleunigt wird. Da die Lymphkapillaren sich knapp unter der Hautoberfläche befinden, werden die Lymphkapillaren durch Trockenbürsten in idealer Weise stimuliert, die Bewegung der Lymphflüssigkeit wird gefördert. Auch die Aktivität der Lymphknoten wird angeregt, diese können so ihrer Entgiftungsfunktion besser nachkommen.

Der Entgiftungsprozess über die Haut wird unterstützt: Durch das Bürsten öffnen sich die Hautporen, Gift- und Schlackenstoffe können über die Haut abgleitet werden.

Für diese Massage ist die Verwendung einer Körperbürste mit Naturborsten (z. B. pflanzliche Borsten) zu empfehlen, da synthetische Materialien zu Hautirritationen führen können. Eventuell ist ein langer Griff an der Bürste hilfreich, damit Sie auch schwerer zugängliche Körperbereiche wie den Rücken ohne größere Verrenkungen und Anstrengungen erreichen können.

Die Massage sollte als angenehm empfunden werden, starkes Bürsten ist weder notwendig noch hilfreich.

Optimal zur Gesundheitsvorsorge sowie zur Entgiftung ist eine etwa zehn- bis zwanzigminütige Bürstenmassage täglich oder alle zwei bis drei Tage. Idealer Zeitpunkt für eine Massage ist der Morgen – dann wird der noch träge Organismus auf sanfte Weise geweckt und die Tätigkeit des Lymphsystems angeregt.

Verzichten Sie am Tag der entgiftenden Trockenbürstenmassage auf Genussgifte wie Alkohol und Tabak und nehmen Sie leichte Mahlzeiten zu sich, um die Wirkung der Entgiftung zu unterstützen.

Führen Sie die Trockenbürstenmassage immer trocken durch, d. h. ohne Zusatz von Wasser oder Öl. Besonders anzuraten ist die Durchführung vor dem Duschen oder Baden, damit die durch die Massage abgeschilferten, alten Hautschuppen sogleich abgespült werden können.

Die Technik ist vergleichbar mit der Lymphmassage: Sie führen lange Striche in Richtung Herz aus, alsdann führen Sie die Bürste ohne Druck wieder zurück in die Peripherie. Den Genitalbereich und die Brustwarzen sparen beide Geschlechter aus. Frauen können die Brüste aussparen. Die Trockenbürstenmassage sollte niemals schmerzhaft sein. Nicht durchgeführt werden dürfen Bürstenmassagen bei entzündeter Haut sowie bei entzündlichen, allergischen und infektiösen Hautkrankheiten. Weiter ist bei degenerativen Gefäßerkrankungen (z. B. bei Krampfadern) und bei Schilddrüsenerkrankungen Abstand von Bürstenmassagen zu nehmen. Um Schlafstörungen zu vermeiden, sollte abends von Trockenbürstenmassagen abgesehen werden.

Die Massage sollte immer von den Extremitäten ausgehend zur Körpermitte, zum Herzen hin, durchgeführt werden. Auf diese Weise wird der Rückstrom des Blutes verbessert.

So werden alle Stoffe, die nicht mehr gebraucht werden oder sogar schädlich sind, aus dem massierten Gewebe abtransportiert. Die Massage unterstützt also den Blutaustausch – alle Körperzellen und Organe werden so jung und gesund erhalten oder wieder regeneriert.

Nach der Trockenbürstenmassage können Sie die gelösten Hautschuppen abduschen oder alternativ ein Bad nehmen. Wenn Sie möchten, können Sie ein Duschgel mit Peeling-Effekt verwenden. Wenn Sie Probleme mit lymphatischen oder venösen Ödemen haben, sollte die Temperatur des Wassers nicht mehr als 30 °C betragen. Denn starke Wärmeeinwirkung erweitert die Blutgefäße und führt zum vermehrten Ausstrom von Flüssigkeit, die sich anschließend im Gewebe sammelt.

Nach der Massage sollten Sie die Trockenbürste mit einer milden Seife reinigen und gut trocknen lassen.

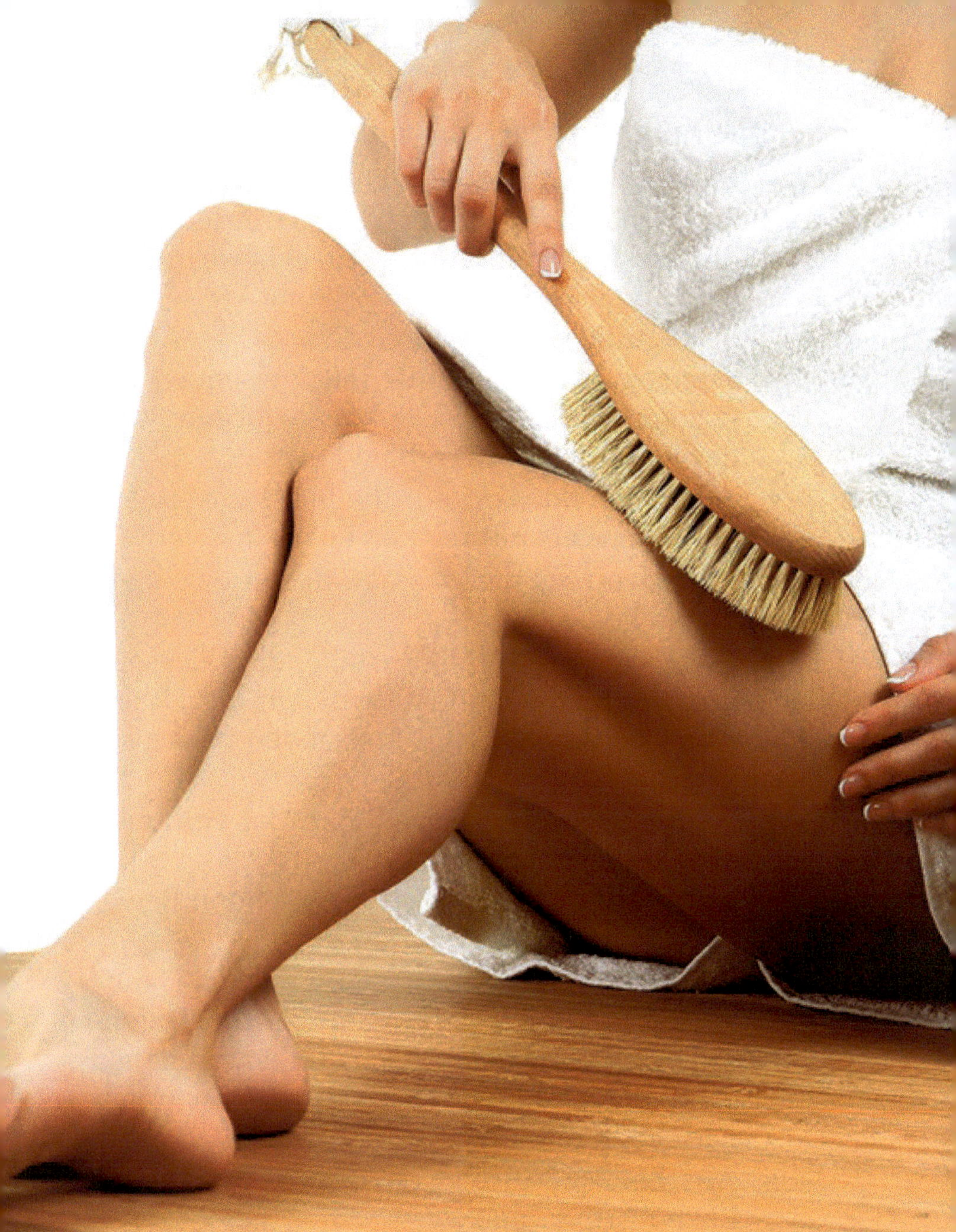

© AXL --- shutterstock.com

Genaue Anleitung zur Trockenbürstenmassage

- Massiert wird stets in Richtung des Herzens. Starkes Reiben sollte vermieden werden, stattdessen sollte mit langen Streichbewegungen bzw. – je nach Körperregion – mit kreisenden Bewegungen massiert werden.
- Zuerst werden die Füße mit kreisenden Bewegungen massiert. Die Massage beginnt an der Außenseite des rechten Fußes.
- Anschließend wird auf die gleiche Weise an der Innenseite des rechten Fußes massiert.
- Danach erfolgt die Massage an den jeweiligen linken Fußseiten.
- Dann werden die Vorderseite, die Rückseite und die Innen- und Außenseiten der Unter- und Oberschenkel mit kreisenden Bewegungen massiert.
- Anschließend die Beine zehn Mal von oben nach unten hochstreichen.
- Auch das Gesäß wird mit kreisenden Bewegungen massiert.
- Bei den Armen geht man vom rechten Handrücken aus, dann geht man über die Außenseite des Armes bis zur Schulter. Genauso wird die Innenseite des Armes von unten nach oben massiert.
- Anschließend erfolgt der gleiche Ablauf am linken Arm.

- Man sollte nicht vergessen, auch die Achselhöhlen zu massieren. Jede Achselhöhle sollte zehn Mal mit kreisenden Bewegungen massiert werden.
- Nun werden Bauch und Brust mit kreisförmigen Bürstenstrichen massiert. Der Bauch wird kreisförmig entsprechend dem Dickdarmverlauf massiert: Dies geschieht im Uhrzeigersinn beginnend rechts unten nach links unten. Die Brust wird vorsichtig in Form einer liegenden Acht umkreist.
- Zum Schluss wird der Rücken vom Nacken ausgehend nach unten massiert (hier wird ausnahmsweise nicht in Richtung des Herzens massiert).
- Wer zum Schluss das Gesicht massieren will, verwende hierfür eine spezielle Gesichtsbürste.

Massage zur Vorbeugung von Erkältungen

Viele Menschen leiden zum Teil mehrfach im Jahr an Erkältungskrankheiten. Kinder sind in der Regel häufiger betroffen als Erwachsene. Eine Erkältung wird vornehmlich durch Viren ausgelöst, gegen die Antibiotika wirkungslos sind.

Ein grippaler Infekt verursacht typischerweise Fieber, Schnupfen, Husten und ein ausgeprägtes Krankheitsgefühl sowie Kopf-, Muskel- und Gliederschmerzen. Die Medizin ist derzeit nicht in der Lage, gezielt gegen alle Viren vorzugehen, sodass die Behandlung einer Erkältung vor allem symptomorientiert mit der Gabe von Schmerzmitteln, Fiebersenkern, Schleimlösern und naturheilkundlichen Medikamenten durchgeführt wird.

Wenn Sie hohes Fieber haben, sollten Sie die Lymphmassage zunächst aussetzen.

Lindernd kann sich jedoch die Massage bestimmter Punkte auswirken. Vor allem Gliederschmerzen können Sie auf diese Weise reduzieren.

Sie können die Haut an den im Folgenden dargestellten Punkten sowohl kneten, beklopfen oder reiben. Sie können auch über die Haut streichen, je nachdem, was sich für Sie angenehm anfühlt. Nehmen Sie sich für die Massage eine Viertelstunde bis 25 Minuten Zeit.

Den ersten Punkt können Sie am Übergang vom Nacken zum Rücken ertasten. Führen Sie das Kinn zur Brust, sodass die Dornfortsätze der Halswirbelsäule deutlicher hervortreten.

Meist ist der Dornfortsatz des sechsten Halswirbels der erste, der sich durch die Haut tasten lässt. Der Dornfortsatz des siebten Halswirbels tritt von allen Fortsätzen am deutlichsten hervor und markiert den ersten zu massierenden Punkt. Diese Eigenschaft des Hervortretens hat dem siebten Halswirbel seinen zusätzlichen Namen **Vertebra prominens**, was mit ***„hervorspringender Wirbel"*** übersetzt werden kann, verschafft.

Die Bearbeitung der Haut an dieser Stelle löst Blockaden und hilft bei Fieber, Übelkeit und Erbrechen sowie bei Kraftlosigkeit.

Ein weiterer Punkt lässt sich über die höchste Stelle der Schulter aufspüren. Sie können hier eine Vertiefung ertasten. Kneten, Streichen, Reiben oder Beklopfen dieser Stelle ist wirksam bei Frösteln, Nacken- und Schulterschmerzen sowie bei Abgeschlagenheit und Erschöpfung.

Wenn Sie an Schnupfen mit laufender oder verstopfter Nase leiden, spielt der nächste Punkt eine wichtige Rolle. Um die Nase frei zu machen, müssen Sie die Haut auf beiden Seiten der Nase, am unteren Rand des Nasenflügels, bearbeiten. Klopfen Sie vorsichtig mit den Zeigefingern oder reiben Sie mit sanftem Druck über die Nasenflügelränder, bis sich die Atemwege freier anfühlen.

Ein weiterer Punkt liegt zwischen Daumen und Zeigefinger. Um ihn bearbeiten zu können, drücken Sie den gerade gestreckten Zeigefinger gegen den ebenfalls gestreckten Daumen. Dadurch formt sich zwischen Daumen und Zeigefinger eine wulstige Erhebung, die es zu bearbeiten gilt. Kneten und reiben Sie zum Beispiel mit dem Daumen der anderen Hand über diese Stelle. Auf diese Weise sollen sich Schnupfen, Fieber und Kopfschmerzen, aber auch Unruhe und Schlafstörungen, lindern lassen. Zudem soll die allgemeine Abwehrkraft des Körpers stimuliert werden.

Diese Übungen zur Linderung von Erkältungssymptomen können Sie auch im gesunden Zustand durchführen, um einer Erkältung vorzubeugen. Dementsprechend gewinnen die Übungen besonders in den kalten und feuchten Jahreszeiten, also im Herbst und im Winter, an Bedeutung.

Spezielle Übungen zur Vorbeugung von Kopfschmerzen

Die Lymphmassage reduziert bei regelmäßiger Anwendung die Häufigkeit und Intensität von Kopfschmerzen, insbesondere von Migräne-Attacken.

Zusätzlich können Sie die folgende spezielle Atemübung gezielt bei Spannungskopfschmerzen einsetzen. Der Kopfschmerz vom Spannungstyp ist der häufigste Kopfschmerztyp. Die Ursache und der Pathomechanismus dieses Kopfschmerzes sind noch nicht abschließend geklärt. Als Risikofaktoren gelten vor allem Stress, Ängste und depressive Verstimmungen. Die Schmerzen treten bei der Hälfte der Betroffenen auf beiden Seiten des Kopfes auf. Ein Viertel klagt über einseitige Kopfschmerzen, während das übrige Viertel an wechselnden beidseitigen und einseitigen Kopfschmerzattacken leidet. Die Schmerzen können sich auf die Stirn oder das Hinterhaupt begrenzen, aber auch den ganzen Kopf betreffen - sie fühlen sich dumpf-drückend wie ein Schraubstock am Kopf an. Die Schmerzen haben üblicherweise leichte bis mäßige Intensität, können aber den Alltag deutlich negativ beeinflussen.

Gegen diese häufigste Kopfschmerzform empfiehlt Dr. Reinhard Werner (ein niedergelassener Allgemeinarzt aus Sonnenbühl-Undingen) die folgende Übung, die Sie ein- bis dreimal täglich durchführen sollten, um eine gute Wirkung zu erzielen. Durch die Übung können Sie sowohl bestehende Kopfschmerzen lindern als auch erneuten Kopfschmerzattacken vorbeugen.

Sie beginnen die Übung aufrecht sitzend. Halten Sie Schultern und Kopf gerade, der Blick sollte zur Horizontalen ausgerichtet sein. Schließen Sie nun die Augen und atmen Sie langsam aus.

Atmen Sie danach so tief wie möglich ein und führen dabei das Kinn zur Brust.

Halten Sie den Atem für zwei bis sechs Sekunden an, währenddessen das Kinn auf der Brust verbleibt. Kehren Sie langsam ausatmend in Ihre Grundstellung zurück. Wenn Sie jetzt erneut maximal einatmen, legen Sie den Kopf so weit, wie Sie können, in den Nacken. Halten Sie den Atem wiederum zwei bis sechs Sekunden in dieser Stellung an, bevor Sie langsam ausatmend in die Grundstellung zurückkehren. Wiederholen Sie diese Atemübung bei maximaler seitlicher Neigung des Kopfes zunächst nach links und abschließend nach rechts. Achten Sie bei der Seitneigung darauf, dass Sie die Schulter gerade lassen und nicht reflektorisch hochziehen. Die Übung dauert eine bis drei Minuten und lässt sich fast jederzeit und überall, beispielsweise auch am Arbeitsplatz, durchführen.

Was ist der Unterschied zwischen Lymphmassage und Lymphdrainage?

Die Lymphdrainage ist eine medizinische Behandlung, die ärztlich verordnet werden kann. Die Durchführung obliegt speziell dafür ausgebildeten Experten, worunter vorwiegend Physiotherapeuten und spezialisierte Masseure fallen. Die Lymphmassage kann als eine mildere Variante der Lymphdrainage betrachtet werden. Sie kann von Laien und den Betroffenen selbst durchgeführt werden und setzt einfache Grundgriffe und -techniken der professionellen Lymphdrainage ein.

Das Erlernen dieser Griffe und Techniken kann durch Demonstration erleichtert werden. Sie können sowohl Ihren Physiotherapeuten oder geschulten Masseur darum bitten, Ihnen die Griffe zu zeigen und zu erklären. Alternativ können Sie mithilfe von Anleitungen in Textform und Videos die Durchführung der Lymphmassage erlernen.

Der Vorteil der Lymphmassage ist, dass Sie diese bei akutem Bedarf selbstständig anwenden können. Vor allem an den Wochenenden kann Ihnen dies von großem Nutzen sein. Die Unterstützung der Lymphdrainage durch die Lymphmassage ist ausdrücklich erwünscht und erzielt bessere Behandlungsergebnisse.

Bei der Lymphdrainage steht zumeist die ödematöse Problemzone im Mittelpunkt der Behandlung. Dabei kann es sich beispielsweise um den Arm nach einer Brustkrebs-Operation oder das Knie nach einer Sportverletzung handeln. Die Lymphdrainage konzentriert sich darauf, die Lymphe aus diesem umschriebenen Gebiet zu mobilisieren.

Anders verhält es sich bei der Lymphmassage, die üblicherweise den gesamten Körper miteinbezieht, sich aber durchaus auch vermehrt mit der Entstauung begrenzter Ödem-Bereiche beschäftigen kann. Darüber hinaus geht die Lymphmassage mit einem allgemeinen vorbeugenden und kurativen Gesundheits- und Wellnessgedanken einher und zählt demzufolge zu den Gesundheits- und Wellness-Massagen. Die Lymphmassage können Sie sehr effektiv vorbeugend oder auch heilend anwenden - zudem steigern Sie Ihr allgemeines Wohlbefinden und die Vitalität.

Wann sollte eine Lymphmassage unterbleiben?

Bei manchen Vorerkrankungen sollten Lymphdrainage und Lymphmassage unterbleiben, weil sie den aktuellen Gesundheitszustand verschlechtern können.

Diesbezüglich muss zwischen absoluten und relativen Kontraindikationen (Gegenanzeigen) differenziert werden. Wenn Sie unsicher sind, ob Sie eine Lymphmassage anwenden dürfen, konsultieren Sie Ihren Arzt beziehungsweise Ihre Ärztin.

Zu den absoluten Gegenanzeigen zählen akute Entzündungen, sowohl in lokal begrenzter Form (zum Beispiel das Erysipel) als auch in der generalisierten Form als Sepsis (Blutvergiftung). Anzeichen für krankmachende Keime im Blutkreislauf sind Fieberschübe, die Temperaturen über 38,5 °C erreichen. Aus diesem Grund ist hohes Fieber eine weitere absolute Gegenanzeige.

Die manuelle Anregung des Lymph- und Blutflusses kann zur Streuung der Krankheitskeime führen. Manche bakteriell verursachten Entzündungen machen zudem den Einsatz von Antibiotika notwendig. Pausieren Sie die Lymphmassage so lange, bis die Entzündung ausgeheilt und die ärztlich verordnete Antibiose abgeschlossen ist.

Herzerkrankungen können weitere absolute Gegenanzeigen darstellen. Darunter fallen sowohl Herzrhythmusstörungen als auch eine dekompensierte Herzinsuffizienz (Herzschwäche) vom Schweregrad NYHA (New York Heart Assoziation) III bis IV.

Der Schweregrad NYHA III ist definiert durch starke Luftnot bei leichter körperlicher Anstrengung wie beispielsweise bei ebenerdigem Gehen. NYHA IV ist gekennzeichnet durch Luftnot unter Ruhebedingungen im Liegen. Eine dekompensierte Herzinsuffizienz sollte in der Regel im Krankenhaus behandelt werden. Die Lymphmassage würde in dieser Situation das schwache Herz durch zusätzliche Flüssigkeit noch stärker belasten und könnte zum Kollaps des Systems führen. Vergleichbares gilt für das kardiale Ödem, das durch eine unzureichende Pumpleistung des Herzens bedingt ist.

Auch bei akuten Nierenversagen sollte eine Lymphmassage unterbleiben, da die Nieren sich erst regenerieren müssen, bevor eine zusätzliche Flüssigkeitsbelastung in den Blutgefäßen kompensiert werden kann. Erkrankungen der venösen Gefäße wie eine Thrombose (Verstopfung einer Vene) oder eine Thrombophlebitis (Entzündung einer Venenthrombose) sind weitere absolute Kontraindikationen. So besteht das Risiko, dass sich Teile des Thrombus (Gerinnsel) lösen und über das rechte Herz in die Lunge gepumpt werden, wo sie eine Lungenarterienembolie auslösen können. Eine Thrombophlebitis kann sich bei manueller Manipulation weiter ausbreiten.

Wenn Sie in der Vergangenheit eine Thrombose oder Lungenembolie erlitten haben, sind dies relative Gegenanzeigen, die Sie vorab mit Ihrem Arzt oder Ihrer Ärztin abklären sollten.

Andere relative Kontraindikationen sind niedriger Blutdruck mit Werten unter 100/60 mm Hg, bestimmte Funktionsstörungen der Schilddrüse, Asthma bronchiale und chronische Entzündungen.

Weitere Gegenanzeigen, die einer umsichtigen Abwägung bedürfen, sind aktive bösartige Erkrankungen sowie unklare Hautveränderungen. Auch beim ***Carotis-Sinus-Syndrom*** sollte Vorsicht walten gelassen werden – so kann beim ***Carotis-Sinus-Syndrom*** die Massage des seitlichen Halses zum Herzstillstand (***Asystolie***) oder zum extrem verlangsamtem Herzschlag (***Bradykardie***) führen.

Zudem sollten Sie bei der Lymphmassage frische Blutergüsse aussparen, weil Sie das Gewebe durch manuelle Manipulation erneut verletzen könnten. Sobald der Bluterguss jedoch beginnt, seine Farben zu wechseln, ist die Lymphmassage für einen schnelleren Abbau des Blutergusses sogar hilfreich.

Vermeiden Sie bei der Lymphmassage unbedingt das Auslösen von Schmerzen. Schmerz sorgt nämlich in der Folge dafür, dass sich die Lymphgefäße verengen, sodass sich die Lymphe staut. Dies ist eine vom Körper beabsichtigte Reaktion, weil in der Lymphe viele Abwehrzellen enthalten sind. Schmerzen entstehen unter anderem durch das Eindringen von Krankheitserregern im Rahmen einer Entzündung. Der Körper ist jedoch nicht in der Lage zu unterscheiden, ob Schmerzen aufgrund von Krankheitserregern, Verspannungen oder fehlerhaft durchgeführter Lymphmassage auftreten. Eine schmerzhafte, weil unsauber und grob durchgeführte Selbstmassage, verschlimmert Ihr Problem daher mit einem gestörten Lymphabfluss.

Unterstützung der Lymphmassage durch Bewegung und Ernährung

Lymphabflussstörungen werden durch die Lymphdrainage und selbstständig durchgeführte Lymphmassage direkt angegangen, die Therapie sollte aber zusätzlich durch einen entsprechenden Lebensstil unterstützt werden. Dabei ist ausreichende Bewegung eine zentrale Verhaltensmaßnahme.

Besonders zu empfehlen sind Schwimmen und Aqua-Gymnastik, da der förderliche Effekt der Bewegung zusätzlich durch den Druck des Wassers unterstützt wird.

Während die Muskeln durch ihre Kontraktionen die Lymphe vorantreiben, verhindert das Wasser den Rückstrom von Flüssigkeit ins Gewebe, indem es von außen den Körper sanft komprimiert.

Warmes Wasser verbessert zudem die Fließfähigkeit der Lymphe. Wenn Sie jedoch an einer chronisch-venösen Insuffizienz leiden oder aktuell ein Lymphödem besteht, sollte die Wassertemperatur nicht mehr als 30 °C betragen.

Trotz ihres positiven Effekts bergen Schwimmen und Wasser-Gymnastik ein gewisses Infektionsrisiko, wenn die Haut vorgeschädigt ist. Wenn Sie im Rahmen einer Krebsbehandlung Chemotherapie oder Bestrahlung erhalten, sollten Sie besonders vorsichtig sein. Gehen Sie an Tagen unter Anwendung von Chemotherapie nicht ins Wasser, sondern nutzen Sie Ihre therapiefreien Tage für Schwimmen und Aqua-Fitness.

Da auch Bestrahlung die Haut rissig werden lässt und diese kleinen Risse (Mikrotraumen) mögliche Eintrittspforten für Krankheitserreger darstellen, sollten Sie während der Bestrahlung nicht ins Wasser gehen.

Neben Wassersport sind Reiten und Nordic Walking gute Ausdauersportarten zur Unterstützung des Lymphflusses. Beide Sportarten begünstigen durch die Aktivierung der Muskel-Venen-Pumpe und der Wadenpumpe den Rückstrom von Flüssigkeit zum Herz.

Ihr Ausdauertraining können Sie durch moderates Krafttraining erweitern. Dabei ist es Ihnen überlassen, ob Sie an Geräten im Fitnessstudio arbeiten oder mit dem eigenen Körpergewicht trainieren.

Yoga, Pilates und Gymnastik werden Sie mitunter an die gymnastischen Übungen und die Atemübungen der Lymphmassage erinnern. Probieren Sie gerne unterschiedliche Yoga-Formen, Pilates- und Gymnastik-Übungen aus, um ein Trainingsprogramm zu finden, das Ihnen Spaß macht. Ein solches Training wird leichter zur Routine als ein Training, das Sie als mühsam oder langweilig empfinden.

Gestalten Sie Ihre Trainingseinheiten eher moderat und trainieren Sie nicht, wenn Sie verletzt sind oder Schmerzen haben. Wenn Sie unsicher sind, wie weit Sie sich belasten dürfen, bitten Sie Ihren Arzt oder Ihre Ärztin um Rat oder befragen Sie Ihren Physiotherapeuten/ Ihre Physiotherapeutin.

Tragen Sie während des Trainings Kompressionsbandagen oder -strümpfe, – falls diese Ihnen verordnet wurden - um den Rückstrom von Flüssigkeit nach dem Training zu verhindern. Die Kompressionsstrümpfe, die auch als Armstrümpfe verfügbar sind, sollten erst angepasst werden, wenn ein Lymphödem entstaut wurde.

Wenn Sie an Krebs erkrankt sind oder waren, sollten Sie Ihr Training grundsätzlich ärztlich abklären. Manche Chemotherapeutika belasten das Herz, sodass sich während einer solchen Chemotherapie eine sportliche Belastung verbietet.

Falls Sie übergewichtig sind, ist es empfehlenswert, Ihr Gewicht zu reduzieren. Ernähren Sie sich ausgewogen und essen Sie reichlich Gemüse und Obst. Zwar werden Vollkornprodukte allgemein empfohlen, jedoch enthalten diese meistens viel Salz. Achten Sie daher auf die Zutatenangaben und bevorzugen Sie salzarme Produkte.

Alkohol und Tabak sollten Sie möglichst meiden. Gerade Tabak ist bekanntermaßen Gift für die Gefäße.

Auch wenn dem Rotwein eine schützende Wirkung auf die Gefäße nachgesagt wird, ist dies kein Grund, zum regelmäßigen Weintrinker zu werden.

Versuchen Sie, im Alltag Stress zu vermeiden, praktizieren Sie einen liebevollen Umgang mit sich und der Welt und planen Sie Zeiten für Erholung und ausreichend Schlaf ein.

Während ein Lymphödem besteht, sollten Sie den betroffenen Arm oder das betroffene Bein entlasten. Tragen Sie zum Beispiel keine schweren Taschen über einem Arm mit einem Lymphödem. Lagern Sie die betroffene Extremität gelegentlich hoch, um den Abfluss zu fördern.

Wenn Sie zusätzlich an der „Schaufensterkrankheit“ (periphere arterielle Verschlusskrankheit, pAVK) leiden, sollten Sie jedoch auf das Hochlagern verzichten.

Ihre Kleidung sollten Sie bequem und nicht zu eng wählen, da einschnürende Kleidung den Lymphstau verschlimmert. Wenn Sie im Sommer durch die Hitze verstärkt an Ödemen leiden sollten, kann ein Kältekissen Ihre Symptome lindern. Kühlpackungen aus dem Eisfach sollten nur in Ausnahmefällen und nur kurz angewendet werden, da eine intensivere Anwendung mit dem Risiko von Erfrierungen einhergeht.

Was die Hautpflege betrifft, so sollten Sie Ihren ganzen Körper täglich mit einer geeigneten Lotion eincremen. Die Haut im Bereich von gestauter Lymphe benötigt mehr Pflege.

Wenn Sie an zusätzlichen Erkrankungen leiden, lassen Sie diese fachgerecht behandeln. Insbesondere chronische Erkrankungen, die die Gefäße schädigen, wie Diabetes mellitus (Zuckerkrankheit), arterielle Hypertonie (Bluthochdruck) und Hyperurikämie (zu viel Harnsäure im Blut) sollten gut eingestellt werden.

Auf keinen Fall sollten Sie beim Auftreten von Ödemen weniger trinken. Zuviel Flüssigkeit im Gewebe bedeutet nicht, dass im Blutkreislauf auch zu viel Flüssigkeit zirkuliert. Wenn Sie die Trinkmenge reduzieren oder das Trinken einstellen, können schwere gesundheitliche Folgen wie Kreislaufkollaps und Exsikkose (Austrocknung des Körpers) auftreten. Dasselbe gilt für den übermäßigen Einsatz beziehungsweise Missbrauch von Diuretika (Entwässerungstabletten).

Wenn Sie Ihren Körper auf sanfte Weise entwässern wollen, können Sie auf Heilpflanzen wie Löwenzahn zurückgreifen. Löwenzahn trägt im Volksmund auch den Namen ***„Pissnelke“***, weil er die Ausschwemmung von Wasser mit dem Harn fördert. Die Pflanze kann unter anderem als Tee oder Salat genossen werden.

Das Lymphsystem muss aktiv stimuliert werden

Bewegung ist unerlässlich, damit auch die Lymphe ausreichend mobilisiert wird. Da das Lymphsystem nicht wie das Herz über eine Pumpe verfügt, welche die Flüssigkeit bewegt, muss das Lymphsystem aktiv stimuliert und die Lymphflüssigkeit voran geschoben werden. Dies kann bspw. durch tiefe Bauchatmung und v. a. durch körperliches Training wie z. B. Schwimmen, Wandern, Tanzen, Radfahren oder auch strammes Spazierengehen geschehen - auf diese Weise wird die Zirkulation der Lymphe gewährleistet und das Lymphsystem in Gang gehalten.

Die Zirkulation der Lymphe ist abhängig vom Druck in den Geweben, in den Muskeln, in der Wand der Lymphgefäße und auch von der Bewegung des gesamten Muskelsystems.

Durch Bewegung wird Druck in den Geweben erzeugt, welcher die Lymphe vorwärtstreibt.

Muskeltätigkeit unterstützt den Lymphfluss – diese bewirkt, dass die Lymphgefäße zwischen den Muskeln rhythmisch zusammen gedrückt werden, wodurch die Lymphe wie bei einer Pumpe nach oben transportiert werden kann.

Neben der alltäglichen Bewegung sollte man sich jeden Tag mindestens 30 Minuten spezifische Bewegung gönnen. Grundsätzlich hilft jede Form von Bewegung, um das Lymphsystem zu aktivieren.

Neben Schwimmen und Laufen ist insbesondere auch Schwingen und Federn auf einem Minitrampolin eine sehr effektive Übung zur Reinigung des Lymphsystems. Ein Minitrampolin ist deswegen besonders empfehlenswert für die Lymphreinigung, weil hierbei auch tiefer liegende Lymphbahnen aktiviert werden. Es wird geraten, dreimal täglich zehn Minuten zu trainieren. Da das Trampolin in der Regel in den eigenen vier Wänden aufgestellt wird, kann man dieses jederzeit ohne großen Aufwand nutzen. Auch Seilspringen eignet sich, um das Lymphsystem auf Vordermann zu bringen.

Auch langsame, fließende Bewegungen in Verbindung mit tiefem, bewusstem Atmen aktivieren und stimulieren den Lymphfluss. Deshalb eignen sich v. a. Yoga, Qi Gong und Tai Chi zur Aktivierung und Reinigung des Lymphsystems.

Die Wirbelsäule sollte ebenfalls beweglich erhalten werden, um den Fluss vom ***Liquor*** - Körperflüssigkeit, die das Zentralnervensystem (Gehirn und Rückenmark) umgibt - in unserem Rückenmark zu stimulieren. Dies kann durch wellen- oder spiralförmige Bewegungen der Wirbelsäule geschehen. Die wellen- und spiralförmigen Bewegungen der Wirbelsäule sind grundlegende Elemente des Yoga - neben der Stimulation des Liquors in der Wirbelsäule fördern sie auch die Beweglichkeit, Energie und Kraft der Wirbelsäule.

Grundsätzlich sollte man ein sanftes, moderates Bewegungstraining absolvieren – zu erschöpfender und zu strapaziöser Sport ist weder notwendig noch sinnvoll.

Auch Sportarten mit abrupten Bewegungen wie z. B. Tennis oder Squash ist wenig förderlich. Sport, bei dem man sich viel bewegt, möglichst noch an der frischen Luft, stimuliert die natürliche Lymphdrainage. Das Lymphsystem freut sich über jede Form der natürlichen Bewegung, wird es doch auf diese Weise massiert und gesund erhalten.

Minitrampolin

Das Minitrampolin ist eine sehr einfache, aber wirksame Methode, das Lymphsystem in Bewegung zu bringen. Ohne sich verausgaben zu müssen oder unnötig ins Schwitzen zu geraten, gehört das Minitrampolin dennoch zu den effektivsten Geräten zur Stimulierung des Lymphsystems. Insbesondere das Schwingen und Federn auf einem Minitrampolin ist eine sehr effektive Übung zur Reinigung des Lymphsystems. Große Sprünge sind hierbei nicht nötig, sanftes Auf- und Abfedern genügt. Grund hierfür ist, dass der ständige Wechsel von Schwerelosigkeit und leichter Belastung des Gefäßsystems für einen stetigen Wechsel von Anspannung und Entspannung der Muskulatur sorgt.

Das Trainieren auf dem Minitrampolin ist auch besonders deswegen empfehlenswert für die Lymphreinigung, weil hierbei auch tiefer liegende Lymphbahnen aktiviert werden.

Das Training auf dem Minitrampolin gleicht also einer Lymphdrainage für den gesamten Körper. Hinzu kommt natürlich noch, dass neben der aktiven Lymphdrainage durch das Hüpfen zusätzlich die entsprechende Muskulatur gestärkt und aufgebaut wird. Da eine starke Muskulatur wiederum den Fluss der Lymphe fördert, hat das Trampolin-Training gleich einen doppelten Effekt.

Es wird geraten, dreimal täglich zehn bis zwanzig Minuten zu trainieren. Da das Trampolin in der Regel in den eigenen vier Wänden aufgestellt wird, kann man dieses jederzeit ohne großen Aufwand nutzen.

Wenn Sie Schwierigkeiten haben, beim Springen auf dem Trampolin das Gleichgewicht zu halten, können Sie das Trampolin so platzieren, dass Sie sich an einer bestimmten Stelle festhalten können. Alternativ können Sie sich gleich ein Trampolin mit speziellen Halte-Vorrichtungen kaufen. Wer aus gesundheitlichen Gründen trotzdem nicht auf dem Trampolin springen kann oder möchte, kann auf dem Gerät auch andere Übungen absolvieren – auch einfaches Walken auf dem Minitrampolin hilft, die Lymphe in Gang zu bringen.

Nach dem Trampolin-Training sollten Sie bitte ausreichend trinken – da das Trampolin-Hüpfen meist nicht als anstrengend empfunden wird, wird das anschließende Trinken oftmals schlichtweg vergessen. Da Wasser aber die Tätigkeit des Lymphsystems und die Entgiftung fördert, ist es unerlässlich, nach dem Sport ausreichend zu trinken.

Seilspringen

Was im Kindesalter das Kinderspiel schlechthin ist und den Kleinen auch kinderleicht fällt – nämlich das Seilspringen – bringt beim erwachsenen Menschen das Lymphsystem auf Vordermann. So ist Seilspringen nicht nur ein exzellentes Training für das Herz-Kreislauf-System sowie eine vorzügliche Methode, um Gewicht, zu verlieren – nein, auch das Lymphsystem profitiert von diesem einzigartigen Sport. So kommt es beim Seilspringen zu einem erheblichen Kompressionsreiz auf den Körper, der sich positiv auf das Lymphsystem auswirkt. Die Kompressionswirkung kommt hierbei durch die hüpfenden Bewegungen zustande, und durch die Körperspannung, die beim Seilspringen aufgebaut wird. Überdies ist Seilspringen ein ganzheitliches Work-out, mit positiven Auswirkungen nicht nur auf das Lymphsystem, sondern auch auf die Kondition, die Koordination, den Gleichgewichtssinn und die Kräftigung der Beckenboden- und Beinmuskulatur.

Weitere Vorteile des Seilspringens sind, dass man das Training jederzeit und auch zu Hause ausführen kann, man ist also nicht vom Wetter oder von bestimmten Zeiten in einem Fitnessstudio abhängig. Alles, was man braucht, sind ein Springseil und gute Turnschuhe. Alternativ kann man auch barfuß springen. Die Länge des Springseils richtet sich nach der individuellen Körpergröße.

Am Anfang kann es sein, dass das Seil sich ständig verheddert oder dass man nur ein paar halbherzige Sprünge schafft – lassen Sie sich hiervon nicht entmutigen, aller Anfang ist schwer.

Detox-Yoga

Abgesehen vom umfassenden gesundheitlichen Nutzen fördern manche Yoga-Übungen auch speziell die Entgiftung der Lymphe. Insbesondere Drehbewegungen und Vorbeugen wirken reinigend auf den Organismus, da diese ***Asanas*** wie eine innere Massage wirken. Durch die reinigenden Übungen wird die Lymphtätigkeit angeregt, sodass das Lymphsystem seiner Entgiftungsleistung wieder besser nachkommen kann. Durch spezielle Übungen wie der ***„halbe Drehsitz"*** oder die ***„Zange"***, bei denen der Körper stark gedreht oder gebeugt wird, werden Schlacken und Giftstoffe gleichsam aus den Lymphbahnen herausgepresst.

Ferner werden die Stoffwechselleistung und die Durchblutung des Körpers optimiert, die Verdauung wird angeregt – infolgedessen können Schad- und Schlackenstoffe besser aus dem Körper ausgeschieden werden. Auch sogenannte ***Flows*** – fließende Bewegungsabläufe, bei denen eine Übung in die andere übergeht – fördern die Durchblutung und damit die Entgiftung des Körpers. So ist bspw. der Sonnengruß (**Surya Namaskar**) eine perfekte fließende Bewegungsfolge zum Antreiben der Lymphe.

Weitere Übungen, die besonders wirksam entgiften, sind bspw. das ***„Krokodil“*** und der ***„Frosch“***. Durch diese Übungen werden die Entgiftungsorgane massiert und stimuliert, zudem wird das Loslassen von negativen Gedanken ermöglicht, sodass auch eine Entgiftung auf psychischer Ebene möglich ist. Auch die Selbstheilungskräfte des Organismus werden gefördert. Ebenso sind alle Umkehrhaltungen – z. B. der Kopfstand (**Sirsasana**) und der Schulterstand (**Sarvangasana**) bestens geeignet, um das Lymphsystem anzukurbeln. Bei Ausübung der Umkehrhaltungen fließt die Lymphflüssigkeit in die entgegengesetzte Richtung – beim Aufrichten in die normale Position wird die Lymphflüssigkeit in die Lymphknoten gespült, wo sie gereinigt und entgiftet wird.

Weiter eignen sich der ***„sitzende Twist“*** (**Ardha Matsyendrasana**) und der ***„gedrehte Stuhl“*** (**Parivrtta Utkatasana**), um dem Lymphsystem auf die Sprünge zu helfen. Bei jedem Twist werden Gifte und Krankheitserreger aus dem Körper gewrungen. Man kann sich das Geschehen wie einen dreckigen Putzlappen vorstellen, den man mehrmals kräftig auswringt – wie aus dem Putzlappen, so wird auch der ganze Schmutz aus dem Körper ausgewrungen.

Drehbewegungen der Wirbelsäule – z. B. als Übungsfolge in den acht Bewegungsformen der Wirbelsäule umgesetzt – sorgen ebenfalls für eine grundlegende Entgiftung und Stärkung des Körpers. Die beim Yoga häufig eingesetzte ***Kapalabhati***-Atmung, eine schnaubende Atemtechnik, wirkt zudem stark reinigend und entgiftend.

Bewusste Atmung putzt das Lymphsystem

Eine bewusste, tiefe Atmung sowie auch die Feueratmung reinigen und putzen das Lymphsystem. Der Lymphfluss gewinnt wieder an Fahrt, ein etwaiger Lymphstau kann aufgehoben werden. Eine richtige Atmung ist essenziell zur Anregung der Lymphe, da die Reinigungsleistung des Lymphsystems durch richtiges Atmen um mehr als das Zehnfache verbessert werden kann.

Durch tiefe Atemzüge werden u. a. die Lunge und das Zwerchfell in Bewegung gesetzt, die Bewegungen der Organe aktivieren wiederum den Lymphfluss. Die Bewegung des Brustkorbs und die hierbei entstehenden Druckunterschiede üben wiederum Druck auf die Lymphgefäße aus, wodurch die Lymphe besser fließt.

Eine tiefe Atmung reinigt überdies auch die anderen Entgiftungsorgane und versorgt diese mit Sauerstoff und neuer Energie, wodurch die Entgiftungsfähigkeit an Fahrt gewinnt.

Durch schnelles und flaches Atmen erhält der Körper dagegen weniger Sauerstoff, Kohlendioxid wird indes nur unzureichend ausgeatmet. Infolgedessen erhöht sich der Säuregehalt im Blut, was wiederum die Entgiftungsfähigkeit des Organismus einschränkt.

Die richtige Atmung kann wahre Wunder bewirken

Jeder von uns atmet – doch kaum jemand atmet richtig und bewusst. Die richtige Atmung ist indes eine wunderbare, aber leider allzu oft vernachlässigte Quelle für Gesundheit und Wohlbefinden. Der Atem ist eine enorme Kraftquelle - eine ruhige, gleichmäßige Bauchatmung kann bspw. Nervosität, innere Unruhe, Angst und Anspannung in kürzester Zeit deutlich reduzieren.

Doch richtiges Atmen will meist erst (wieder) gelernt sein. Denn die Mehrzahl der Menschen atmet nicht tief genug, häufig wird zudem beim Einatmen in den Brustkorb anstelle in den Bauch geatmet. Eine flache Atmung bedingt, dass wir automatisch zu wenig Sauerstoff aufnehmen.

Eine falsche Atmung hat indes viel mit einer falschen Lebensweise zu tun. Wer bspw. mit verkrampfter Haltung am Computer sitzt und womöglich zusätzlich vor Stress nicht mehr ein und aus weiß, atmet automatisch hektisch und flach. Häufig ist beim Sitzen der Bauch eingeengt, was wiederum die Zwerchfellbewegung behindert. Gerade beim Sitzen am Computer nehmen wir zudem ***„keine Haltung"*** an, der Rücken ist vielmehr krumm, gleichzeitig ist der Nacken meist verspannt.

Auch psychische Probleme, Ängste, Depressionen, Zeitdruck, Stress und Multitasking lassen das richtige Atmen zu einem wahren Spießrutenlauf werden. Nicht umsonst sind aus dieser Tatsache Sprüche wie ***„Mir stockt der Atem"*** oder ***„Die Angst schnürt die Kehle zu"*** entstanden.

Diese Redewendungen versinnbildlichen einmal mehr den engen Zusammenhang zwischen Atmung und Psyche. Das Tückische daran ist, dass falsche Atmung und daraus resultierende Beschwerden sich in einer Art Teufelskreis verstärken können.

Denken Sie bspw. an Angstzustände. Erleben wir einen Schreckmoment, so kommt die Atmung automatisch ins Stocken. Hierdurch verstärkt sich wiederum die Angst usw.

Innere und äußere Anspannung können also ganz buchstäblich die Luft rauben. Dazu kommt, dass wir dem Atem einfach nicht die nötige Aufmerksamkeit und Achtsamkeit schenken. Viele Menschen denken, sie atmen ja spontan, automatisch. Wieso sich also noch in besonderer Weise mit dem Atmen beschäftigen? Wie wertvoll die richtige Atemtechnik ist, wird vielen Menschen leider oft erst bewusst, wenn sich die ersten Beschwerden einstellen, die durch eine falsche Atmung verursacht sind. So können aus einer falschen Atemtechnik bspw. Angstzustände, Depressionen, Schlaflosigkeit, Kreislaufprobleme, Kopfschmerzen und Verdauungsprobleme resultieren.

Deshalb gilt es zum einen, wieder eine langsame, ruhige, rhythmische Atmung zu erlernen und diese auch zuzulassen – nicht umsonst lautet ein wichtiges Credo in der Atemtherapie ***„Wir lassen den Atem kommen und gehen“***. Der Atem soll wieder gespürt, erfahren werden. Durch die richtige Atmung wird die Lebenskraft auf wundervolle Weise gestärkt, gleichzeitig werden Körper und Seele harmonisiert und ins Gleichgewicht gebracht.

Positive Folgen sind die Aktivierung der Selbstheilungskräfte, daneben wird die Sauerstoffversorgung des Körpers verbessert. Weiter stellt sich ein Gefühl der Lebendigkeit und des Wohlbehagens ein, außerdem gelangt der Körper zu tiefer Entspannung. Eine ruhige, gleichmäßige Bauchatmung kann eine verbesserte Lungenleistung und eine vermehrte Ausscheidung von Schadstoffen bewirken.

Vorteilhaft ist, dass man die Methode des richtigen Atmens ganz mühelos erlernen kann und praktisch in jeder Situation unauffällig praktizieren kann. Gerade in stressigen Situationen wie auch generell atmen wir zu schnell und zu flach.

Insbesondere in Zeiten von großer Belastung ist es aber wichtig, tief und langsam zu atmen – so wird der Körper mit ausreichend Sauerstoff versorgt und innere Spannungen werden gelöst. Bei einer bewussten, tiefen Atmung wölbt sich der Bauch beim Einatmen nach vorne, beim Ausatmen entspannt sich das Zwerchfell wieder und die Bauchdecke wölbt sich nach innen, verbrauchte Luft wird so herausgepresst.

Wichtig ist ganz besonnenes, tiefes und langsames Atmen – schon während dieser Atemübung werden Sie feststellen, wie sich Geist und Körper beruhigen und entspannen. Üben Sie am besten täglich 10 x ca. 2 Minuten.

Setzen oder legen Sie sich hierbei entspannt hin und sorgen Sie für ein ruhiges Umfeld. Schließen Sie die Augen. Atmen Sie ganz langsam durch die Nase ein, der Atem fließt tief in den Bauch. Zählen Sie während des Einatmens mindestens bis fünf, besser bis zehn. Atmen Sie sodann langsam wieder aus. Lassen Sie den Atem frei fließen, pressen Sie also die Luft nicht aktiv aus bzw. ein. Wiederholen Sie die Übung zehn bis fünfzehn Mal.

Die Bedeutung des Atems

Atmen ist ein angeborener Reflex, es gibt kaum jemand, der dies jemals hinterfragt hätte. Die fundamentale Bedeutung des Atmens ist trotzdem stets präsent, denn unzählige Redewendungen kreisen um das Luftholen. ***„Das verschlägt mir den Atem"*** oder ***„Mir stockt der Atem vor Angst"*** wird gesagt, wenn etwas als bedrohlich empfunden wird. Wer dagegen ***„einen langen Atem"*** braucht, der muss geduldig sein. ***„Fehlt die Luft zum Atmen"***, ist das nicht immer unbedingt ein Hinweis darauf, dass dringend wieder einmal das Fenster geöffnet werden muss. Diese Aussage kennzeichnet vielmehr einen unerträglichen Zustand oder eine belastende Situation zwischen zwei Menschen. ***„Eine Atempause"*** benötigen alle, die sich zu viel zugemutet haben.

Doch der Zustand der Atemlosigkeit muss nicht immer mit einem negativen Erlebnis verbunden sein, denn auch Frischverliebte können ***„atemlos"*** sein.

Wie ein Mensch lebt, wie er isst, sich verhält, schläft, sitzt - all das ist sichtbar gewordener Atem. Mit dem Atem auseinandergesetzt wird sich jedoch in der Regel erst dann, wenn eine Erkrankung der Atemwegsorgane oder auch sonstige Krankheiten (z. B. psychische Erkrankungen) auftreten. Die Behandlung beschränkt sich dann meist auf schulmedizinische Therapien, z. B. werden Medikamente verabreicht.

Dabei muss das Rad gar nicht neu erfunden werden, denn schon seit Tausenden von Jahren weiß die Menschheit um die Heilkraft des Atems. So lehren Yogis in Indien die richtigen Atemtechniken u. a. für ihre Meditationen, in China wird im ***Qigong*** die universelle Lebenskraft durch das Atmen gestärkt und nahezu alle Religionen setzen auf die spirituelle Heilkraft energetischer Atmung.

Die Feueratmung

Die Feueratmung ist eine spezielle Form der Reinigungsatmung, welche dazu geeignet ist, den Körper gründlich zu entgiften. Da bei dieser Form der Atmung sehr schnell geatmet wird, wird die Lunge gereinigt und der Sauerstoffgehalt des Blutes wird stark erhöht. Die Lungenkapazität erhöht sich, Kreislauf- und Herztätigkeit verbessern sich.

Die Atemwege werden gründlich gereinigt, daher ist die Feueratmung eine gute Vorbeugung gegen Heuschnupfen, Asthma, verstopfte oder entzündete Nasennebenhöhlen sowie gegen Erkältungskrankheiten. Weiter werden Leber, Herz und Magen auf wohltuende Weise massiert. Der ganze Körper wird gereinigt, und entschlackt, Stoffwechselvorgänge werden verbessert. Das Sonnengeflecht wird aktiviert und das innere Feuer wird angeregt. Üblicherweise wird die Schnellatmung im Sitzen ausgeführt, sie kann aber auch im Stehen oder Gehen erfolgen. Die Atmung erfolgt mit deutlicher Betonung der Ausatmung, welche kraftvoll und aktiv ist, während die Einatmung passiv ist und reflektorisch erfolgt. Der Übende konzentriert sich ganz auf die Ausatmung, die Einatmung erfolgt automatisch.

Die verstärkte Ausatmung bedingt die stark reinigende Kraft dieser Übung. Beim Einatmen hebt sich die Bauchdecke, beim Ausatmen senkt sie sich. Es wird tief und entspannt geatmet. Man beginnt zunächst mit ca. 20 Atemstößen, später kann man auf 40 bis 60 Atemstöße steigern.

Während der Übung verharren Kopf und Oberkörper in Ruhe, nur die Bauchdecke wird bewegt. Die Feueratmung wird häufig mit der Wechselatmung kombiniert, welche nach der Schnellatmung praktiziert wird.

Die Schnellatmung wird auch als Mittel zur Bewusstseinsveränderung eingesetzt. Der Kopf wird leer und frei, die Gedanken werden unterbrochen. Deshalb dient die Schnellatmung auch zur Vorbereitung der Meditation.

Entgiftungs-Turbo Schröpfen

Traditionell werden beim Schröpfen Glasschröpfköpfe verwendet, die üblicherweise innen erhitzt werden, wodurch ein Vakuum erzeugt wird.

Durch das klassische Ausleitungsverfahren werden bestimmte Reflexzonen am Rücken aktiviert, auf diese Weise werden die korrespondierenden inneren Organe und Organsysteme erreicht.

Zunächst tastet der Therapeut den Rücken des Patienten ab, um Verhärtungen, Erhebungen oder Dellen zu ertasten – derartige Veränderungen lassen auf eine Fehlfunktion am jeweiligen Organ, das mit der entsprechenden Stelle in Verbindung steht, schließen.

Durch den entstehenden Unterdruck saugt sich das Glas beim Aufsetzen auf der Haut fest, diese Prozedur nennt man auch trockenes Schröpfen. Durch die kraftvolle Sogwirkung wird die Durchblutung gesteigert, sodass Schlacken, Toxine und andere Ablagerungen aus dem Körper transportiert werden können.

Durch die örtliche Blutableitung werden angestaute Hindernisse innerhalb der Blutbewegung beseitigt, auf diese Weise entsteht ein starker Entgiftungseffekt. Die Zirkulation von Blut und Lymphe wird stimuliert, ferner findet eine anregende Wirkung auf alle Organe sowie auf das Immunsystem statt. Durch den auf den Körper einwirkenden Reiz wird das Gewebe entstaut, weiter werden Verspannungen und Blockaden gelöst. Der gesamte Energiefluss im Körper wird wieder aktiviert, alle Körperzellen werden mit neuer Energie versorgt. Neben der Entgiftung stellen Rückenschmerzen, Verspannungen, rheumatische Beschwerden, Verdauungsbeschwerden, chronische Müdigkeit und Schwächezustände weitere Indikationen für das Schröpfen dar.

Beim blutigen Schröpfen werden die Schröpfköpfe an zuvor mit einem kleinen Messer eingeritzten Stellen angesetzt. Auf diese Weise tritt das im gestauten Gewebe vorhandene Blut aus – so können Schadstoffe aus dem Körper ausgeleitet werden. Gleichzeitig wird das Blut verdünnt und somit die Fließfähigkeit des Blutes erhöht. Bei Einnahme von Blutverdünnungsmitteln, nach Operationen oder bei Bluterkrankungen ist vom blutigen Schröpfen abzusehen.

Während das trockene Schröpfen eher bei chronischen Beschwerden oder zur Vorbeugung zum Einsatz kommt, ist das blutige Schröpfen speziell bei akuten Problemen, z. B. bei Schmerzen, wirksam. Um Infektionen zu vermeiden, muss beim blutigen Schröpfen auf strikte Hygiene geachtet werden.

Wechselduschen und –bäder

Durch Wechselbäder und -duschen wird der gesamte Kreislauf belebt, die Durchblutung der Organe verbessert und das Immunsystem günstig beeinflusst. Wechselbäder und -duschen haben eine außerordentlich vorteilhafte Wirkung auf die Gesundheit, gerade im Hinblick auf die Entgiftung des gesamten Körpers. Auch Atemstörungen verbessern sich, die Atmung wird tiefer und gleichmäßiger, zu Krämpfen neigende Bronchialmuskeln entspannen sich. Ferner wird auch ein überreiztes Nervensystem beruhigt. Kurzum, Wechselduschen haben einen positiven Effekt auf den gesamten Körper, der Mensch fühlt sich nach einer ausgiebigen Wechseldusche gleichsam wie neu geboren.

Beginnen Sie die Wechselduschen für bis zu drei Minuten mit sehr heißem Wasser, wechseln dann für bis zu einer Minute zu sehr kaltem Wasser und wiederholen Sie diesen Vorgang einige Male – bevor Sie die Prozedur schließlich mit kaltem Wasser beenden. Falls Sie noch keine Erfahrung mit Wechselduschen haben, sollten Sie sich langsam daran gewöhnen. Meiden Sie zu extreme Temperaturen und lang anhaltende Reize, wechseln Sie daher bereits nach kurzer Zeit von Kalt nach Warm und umgekehrt. Lassen Sie Ihrem Körper Zeit, und gewöhnen Sie diesen nach und nach an die unterschiedlichen Temperaturreize.

Wenn Ihnen anfangs die extremen Temperaturen Probleme bereiten, dann brausen Sie nur Ihre Füße und Arme ab und arbeiten sich dann langsam zu den Beinen und zum Rücken vor. Am Schluss kommt der empfindliche Bauch an die Reihe.

Durch Wechselbäder wird der Körper mit frischem Blut und Sauerstoff versorgt, zusätzlich werden Ansammlungen von Giftstoffen und Krankheitserregern aus zuvor schlecht durchbluteten Regionen entfernt. Durch das abwechselnd kalte und warme Wasser wird der Körper abgehärtet, durchblutet und entgiftet, ferner wird das Immunsystem gestärkt. Bei Wechselbädern bzw. -duschen werden über die Haut Temperaturreize vermittelt, welche im Körper positive Reaktionen auslösen. Durch die kurzzeitige Verengung der Blutgefäße (durch die Kälte) und die anschließende Gefäßerweiterung durch die Wärme wird die Durchblutung im ganzen Körper angeregt – hierdurch wird der Stoffwechsel aktiviert, Schadstoffe aller Art können so effektiv aus dem Körper ausgeschleust werden.

Durch den Wechsel der Temperaturen werden vor allem die Lymphgefäße in Schwung gebracht, sodass die Lymphe besser transportiert werden kann. Blockaden im Lymphsystem werden aufgehoben, sodass die Lymphe wieder frei fließen kann.

Schadstoffe aller Art werden durch abwechselnde Verengung und Erweiterung der Lymphgefäße gleichsam aus dem Körper gepresst, sodass das Lymphsystem durch Wechselbäder eine wunderbar regenerierende und reinigende Wirkung erfährt.

Wechselbäder und -duschen haben zudem einen positiven Effekt auf die Regulation des Blutdrucks. Die Blutgefäße werden aufgrund der kalten und warmen Wasserreize abwechselnd erweitert und verengt, was ein gutes Training für die Blutgefäße bedeutet.

Die Temperatur in der Kaltphase sollte zwischen 10 und 16 °C liegen, die der Warmphase zwischen 36 und 39 °C.

Hinweis

Extreme Kälte ist bei Bluthochdruck zu vermeiden, da diese den Blutdruck in die Höhe treibt. Ältere und gebrechliche Menschen sowie Menschen, die unter Herzinsuffizienz leiden, sollten ebenfalls auf extrem kaltes Wasser verzichten. Bei sehr hohem Blutdruck sollte man auf die Anwendung von Wechselbädern und -duschen vorsichtshalber verzichten.

Wassertreten

Auch durch Wassertreten, bei dem durch kaltes Wasser gewatet wird, wird das Immunsystem gestärkt, weiter wird der Stoffwechsel aktiviert und der Kreislauf in Schwung gebracht. Wassertreten erfrischt und entspannt zugleich. Das vegetative Nervensystem wird beruhigt, wodurch der Blutdruck sinkt. Insbesondere wirkt Wassertreten auch entstauend und aktivierend auf das Lymphsystem. Der venöse Rückstrom zum Herzen wird gefördert, was eine Entlastung für die Venen sowie für das Lymphsystem nach sich zieht.

Zum Wassertreten füllt man die Badewanne bis eine Handbreit unter die Kniekehle mit kaltem Wasser. Anschließend schreitet man im Storchengang durch das Wasser, wobei ein Bein ganz aus dem Wasser gehoben wird und dabei die Fußspitze nach unten gezogen wird. Wenn der Kältereiz zu stark wird, wird die Prozedur beendet.

Bei allen Kaltwasseranwendungen muss der Körper warm sein. Gegebenenfalls muss der Körper zuvor durch Bewegung wie z. B. durch Gymnastik aufgewärmt werden.

Genauso wichtig ist es, den Körper nach der Kaltwasseranwendung wieder ausreichend aufzuwärmen. Warme Socken und Bettruhe sorgen für ein angenehmes Wohlgefühl. Da die Anwendung beruhigend und entspannend ist, kann diese auch am Abend vorgenommen werden, um einen gesunden Schlaf zu fördern.

Auch in vielen Thermen gibt es Kneipptretbecken, wo man abwechselnd durch 35 °C warmes und durch 15 °C kaltes Wasser schreiten kann.

Ebenso gibt es in vielen Parkanlagen und Kurpärken Kneipptretbecken, wo Sie an der frischen Luft Wassertreten können. In der freien Natur eignet sich auch ein Wasserlauf zum Wassertreten.

Wassertreten ist nicht für Personen geeignet, die an Nieren-, Blasen- oder anderen Unterleibsbeschwerden leiden. Auch während der Menstruation sollte man von Wassertreten absehen.

Kalte Güsse

Zur Belebung sowie zur Entgiftung des Lymphsystems eignen sich kalte Güsse, z. B. Armgüsse oder Schenkelgüsse. Kalte Güsse wirken ausleitend und belebend. Sie werden besonders geschätzt, weil sie das Lymphsystem trainieren und stärken.

Was benötigt man zur Durchführung von kalten Güssen

Gummischlauch, der am Duschkopf oder Wasserhahn befestigt wird.

Was ist bei der Durchführung von kalten Güssen zu beachten

- Die Wassertemperatur beträgt idealerweise 18 °C.
- Wer kaltes Wasser nicht verträgt, kann temperiertes Wasser mit einer Temperatur von 18 bis 22 °C verwenden.
- Die Anwendung sollte in einem nicht zu kalten oder zugigen Raum durchgeführt werden.
- Der Schlauch sollte so gehalten werden, dass das Wasser sanft und ohne Druck über die Haut gleitet, ein Zurückspritzen des Wassers sollte vermieden werden.
- Das Wasser wird in einem Abstand von circa fünf bis zehn cm über die Haut gegossen.
- Nach dem Guss werden die Beine bzw. die Arme nicht abgetrocknet – das Wasser wird nur abgestreift. Die noch feuchte Haut wird mit einem Kleidungsstück aus Naturfasern bedeckt.
- Nach körperlicher Anstrengung oder unmittelbar nach einer Mahlzeit sollten keine kalten Güsse durchgeführt werden.
- Ein kalter Guss sollte nur so lange durchgeführt werden, wie dieser als angenehm empfunden wird. Nach jedem kalten Guss muss für eine Wiedererwärmung des Körpers gesorgt werden – die Erwärmung erfolgt entweder passiv durch Bettruhe oder aktiv z. B. durch Gymnastik.

Kalter Schenkelguss

Schenkelgüsse beleben den Körper, sie regen die Durchblutung und den Stoffwechsel an und wirken entschlackend. Insbesondere wird auch das Lymphsystem stimuliert, entlastet und entgiftet.

Auch das Nervensystem wird beruhigt, weshalb kalte Schenkelgüsse schlaffördernd wirken. Anwendung finden Schenkelgüsse ferner bei Krampfadern und Wassereinlagerungen in den Beinen sowie bei Prellungen. Auch Kopfschmerzen, Bluthochdruck und Verstopfung werden gelindert.

Nicht angewendet werden dürfen kalte Schenkelgüsse bei Harnwegsinfekten, bei Frösteln, Herzerkrankungen, bei offenen Wunden im zu behandelnden Bereich, bei Ischiasnervenschmerzen sowie während der Menstruation.

So wird der kalte Schenkelguss durchgeführt

Begonnen wird der Guss am rechten Fuß, langsam arbeitet man sich außen Richtung Herz bis zum Hüftknochen vor. Anschließend wird die Innenseite des rechten Beines abgeduscht, das Wasser wird von der Leistenbeuge abwärts geführt. Die gleiche Prozedur erfolgt beim linken Bein.

Der kalte Armguss

Der kalte Armguss wirkt erfrischend und kreislaufanregend, weshalb dieser insbesondere bei Müdigkeit, Erschöpfungszuständen und Hypotonie hilfreich ist. Zudem findet eine das Lymphsystem entgiftende und entlastende Wirkung statt. Nicht geeignet sind Armgüsse bei Vorliegen von Herzrhythmusstörungen sowie bei Asthma bronchiale.

So wird der kalte Armguss durchgeführt

Man beginnt den Guss am rechten Handrücken, der Strahl wird an der Außenseite des Armes hoch zur Schulter geführt. Anschließend wird der Schlauch an der Arminnenseite bis zur Handinnenfläche herabgeführt. Dann folgt der linke Arm.

Es empfiehlt sich, die Arme anschließend durch Gymnastik wieder zu erwärmen.

Basische Bäder

Basische Bäder sind geeignet, die Lymphe ins Fließen zu bringen. Die Lymphflüssigkeit wird durch basische Bäder balanciert, außerdem wird die Entgiftungsleistung des Lymphsystems gesteigert.

Durchführung eines basischen Bades

Hierzu gibt man eine nicht zu geringe Menge eines qualitativ hochwertigen basischen Salzes zum Badewasser (das Badewasser sollte einen pH-Wert zwischen 8,5 und 9,5 erreichen, Überprüfung mittels pH-Papier). Häufig wird der Zusatz von nur wenigen Esslöffeln Basenbad empfohlen, was aber einer deutlich zu niedrigen Dosierung entspricht.

Durch osmotische Effekte werden die Säuren im Körper durch die zugesetzten Basen neutralisiert und anschließend zur Ausscheidung gebracht. Dies kann man sich so vorstellen: Ist der pH-Wert auf zwei Seiten einer durchlässigen Membran unterschiedlich groß, so kommt es durch Osmose zum Ausgleich der pH-Werte.

Die Basen im Bad üben sozusagen eine Art Sogwirkung auf die Säuren im Körper aus, welche mittels der Basen aus der Haut herausgezogen werden. Die ideale Badetemperatur liegt bei 35 bis 38 °C, höhere Temperaturen sollten nicht gewählt werden, um den Kreislauf und das Herz nicht unnötig zu belasten. Damit der osmotische Effekt ausreichend wirken kann, sollte etwa eine Stunde gebadet werden.

Anschließend sollte eine Nachruhezeit von ca. zwei Stunden eingeplant werden. Nach dem Baden sollte man nicht duschen, der Körper sollte allenfalls sanft abgetupft werden – so kann sich die basische Wirkung auch nach Abschluss des Bades noch entfalten.

Sauna – Heißkaltes Ritual zur Reinigung der Lymphe

Saunieren ist eine ganz wesentliche Komponente zur Reinigung und Aktivierung des Lymphsystems, da Schwitzen zur Anregung des Stoffwechsels und damit zum Entgiften zwingend notwendig ist. In der Naturheilkunde sagt man sogar, dass nur derjenige, der ausreichend schwitzen kann, gesund werden kann.

Aufgrund der gesteigerten Durchblutung und dem Wechsel von Heiß und Kalt werden die Lymphgefäße komprimiert und erweitert, was zur Folge hat, dass die Fließfähigkeit der Lymphe ansteigt. Die gesteigerte Durchblutung und die wechselnden Temperaturreize verbessern auch die Entgiftungsleistung der Lymphknoten, sodass die Lymphflüssigkeit durch Saunieren besonders gut entgiftet und gereinigt werden kann.

Durch Schwitzen werden die Hautporen geöffnet, sodass Schad- und Giftstoffe über die Haut abgegeben werden können. Dies entspricht auch einem wichtigen Lehrsatz der Naturheilkunde, der besagt, dass eine Ausleitung immer von edlen Organen (z. B. Herz, Leber) zu den unedlen Organen (z. B. Haut, Schleimhäute) erfolgen sollte.

Daher sollten Sie Saunabesuche nicht nur im Winter zu einer schönen Regelmäßigkeit werden lassen. Denn Saunabäder stellen eine Wohltat für Körper und Seele dar, der Körper findet gerade in stressigen Zeiten zurück zu Ruhe und Entspannung. Natürlich profitiert auch das Immunsystem von regelmäßigen Saunabesuchen, die unterschiedlichen Temperaturen trainieren den Körper und härten diesen ab – auf diese Weise wird ein starkes Bollwerk gegen Erkältungen und grippale Infekte gebildet. Regelmäßige Saunabesuche trainieren den Körper und verbessern das Wärmeregulationssystem, d. h. der Körper wird dabei unterstützt, sich besser auf Temperaturschwankungen einzustellen.

Abwechselnde Reize von Kalt und Warm beleben und entgiften den Körper, und genau dieser Wechsel von starken Reizen macht den Körper zäh und widerstandsfähig. Bei bis zu 100 °C heißer und trockener Luft wird die Durchblutung des Körpers gesteigert, es kommt zum Abtransport von Stoffwechselendprodukten, die Zahl der Giftstoffe, Schlacken, Bakterien und Viren eliminierenden Zellen steigt rapide an.

Eine ausreichende Abkühlung ist nach jedem Saunagang ein Muss, erst durch die der Hitze folgende Abkühlung kann sich die volle Wirkung des Saunierens entfalten. Durch die Abkühlung wird der Kreislauf stabilisiert, frische und unverbrauchte Luft wird in die Lunge gepumpt und der Sauerstoffgehalt des Blutes steigt an.

Die Schwitzbäder sollten kurz und intensiv sein (8-12 Minuten), danach sollte man direkt nach draußen an die frische Luft gehen. Anschließend sind Kaltwassergüsse ratsam, zusätzlich fördern Tauchbecken und Fußbäder die Durchblutung. Auch der komplette Saunabesuch wird stets mit einer Abkühlung beendet. Zwischen den einzelnen Saunagängen sollten Sie mindestens 15 Minuten pausieren, zum Abschluss des Saunabesuchs sollten Sie sich mindestens eine halbe Stunde Ruhezeit gönnen. Außerdem gilt es, nach dem Saunabesuch viel zu trinken, vorzugsweise Wasser oder Saftschorlen.

Gerade für Saunaanfänger, aber auch generell gilt, dass man mit Maß und Ziel saunieren sollte, um den Kreislauf nicht zu überfordern. Hören Sie also auf Ihren Körper, lange Saunagänge sind nicht erforderlich, um die erwünschte Wirkung zu erzielen. Weiterhin sollte man nicht abgehetzt, mit vollem Magen oder im alkoholisierten Zustand saunieren.

Nicht sauniert werden darf bei hohem oder instabilem Blutdruck, bei Herzrhythmusstörungen, ferner bei einer Überfunktion der Schilddrüse, bei akuten und chronischen Infektionskrankheiten, bei Magen- und Darmgeschwüren, bei Epilepsie und Multipler Sklerose. Auch bei Erkrankungen des Herzens sollte von Saunabesuchen Abstand gehalten werden. Im Zweifelsfall sollte ein Arzt konsultiert werden.

Meiden Sie einengende Kleidung

Meiden Sie Ihrer Lymphe zuliebe einengende Kleidung. Denn durch einschnürende Kleidung werden die Lymphbahnen abgequetscht, die Lymphe kann nicht mehr frei und ungestört fließen - tragen Sie deshalb vorzugsweise atmungsaktive, bequeme, lockere Kleidung.

Frauen sollten BHs tragen, deren Träger bequem sind und nicht einschneiden. Vorzugsweise sollten BHs mit breiten Trägern gewählt werden, die sich nicht einrollen. Auch das Unterbrustband sollte weich, breit und nicht einengend sein. Nachts sollte kein BH getragen werden. Auch einschnürende Slips mit engem Bund sollten Sie lieber links liegen lassen. Gummizüge an Hosen und Röcken dürfen ebenfalls nicht einschnüren oder Druck ausüben.

Auch etwaige Gürtel sollten nicht zu eng geschnallt sein.

Beim Autofahren sollte man darauf achten, dass der Sicherheitsgurt nicht einschnürt.

Tragen Sie vorzugsweise bequeme, flache Schuhe ohne Absatz – sind die Absätze höher als vier Zentimeter, funktioniert der Blutrückfluss nicht mehr richtig. Ferner sollte luftundurchlässiges Schuhwerk (z. B. Gummistiefel) vermieden werden.

Tragen Sie Kompressionsstrümpfe

Kompressionsstrümpfe bzw. –verbände fördern den Lymphfluss, indem sie einen Druck von außen erzeugen, der vom Knöchel nach oben hin abnimmt. Auf diese Weise verhindern Kompressionsstrümpfe den Rückfluss der Lymphe, zusätzlich wird das Gewebe entstaut.

Ideal sind individuell nach Maß hergestellte Kompressionsstrümpfe, da diese perfekt sitzen. Kompressionsstrümpfe sollten tagsüber regelmäßig getragen werden, nachts können sie abgelegt werden. Anziehhilfen erleichtern das manchmal schwierige Überziehen der Strümpfe.

Die Bandbreite der erhältlichen Kompressionsware reicht von Kniestrümpfen, über Oberschenkelstrümpfe bis hin zu Strumpfhosen – hierbei sind Kompressionswaren in vier Kompressionsklassen erhältlich, entscheidend für die Einteilung ist der erzeugte Druckwert im Fesselbereich. Kompressionsverbände aus Kurzzugbinden haben den Vorteil, dass sie individuell angepasst werden können – da die Technik des Anlegens von Kompressionsverbänden aber eher komplex ist, sollte der Verband von speziell ausgebildeten Therapeuten angelegt werden.

Vorsicht bei der Verwendung von Deos

Die Entgiftung der Lymphe wird durch die Anwendung von Antitranspirantien (insbesondere von Aluminiumverbindungen, welche die oberflächlichen Schweißdrüsenausgänge verschließen) unterdrückt. Die langfristige Unterdrückung der Schweißbildung kann zur Übersäuerung des Körpers und zum Stau von Schadstoffen aller Art in den Schweißdrüsen führen. Da die Achselhöhlen zu den Hauptlymphzentren im Körper gehören, kann es durch Blockierung der Schweißdrüsen in den Achseln neben einer Überlastung mit Schadstoffen zur Entstehung von ernsten Krankheiten kommen. So wird bspw. ein Zusammenhang zwischen der Entstehung von Brustkrebs und der Verwendung von aluminiumhaltigen Antitranspirantien diskutiert, auch wenn dieser Zusammenhang noch nicht bewiesen ist.

Was also tun? Niemand will wohl als müffelndes Stinktier durch die Gegend marschieren und beim Auftreten in Gesellschaft wegen seines Geruchs Anstoß erregen. Nun, soweit muss es natürlich nicht kommen.

Viel ist schon durch regelmäßiges Rasieren der Achselhaare gewonnen - Da die Oberfläche der Achselhaare eine große Oberfläche für den Angriff von Bakterien bietet, welche für Schweißgeruch sorgen, kann die Entfernung der Achselhaare hier eine sinnvolle Maßnahme sein. Auch die Verwendung eines Deos, das unangenehme Gerüche bindet, ist eine hilfreiche Alternative zu Antitranspirantien, welche die schweißbildenden Poren verschließen. Ein Deo reduziert im Gegensatz zum Antitranspirant nicht die Schweißproduktion, sodass auch die natürliche Funktion der Schweißdrüsen nicht beeinträchtigt wird. Schließlich ist bei der Wahl der Kleidung luftdurchlässige Baumwollkleidung zu bevorzugen – eng anliegende, synthetische Kleidung fördert die Transpiration sowie einen üblen Geruch des Schweißes.

Sonstige Tipps zur Aktivierung des Lymphsystems

- Schlagen Sie die Beine möglichst nicht übereinander, da dies den Blutfluss behindert.
- Die beiden ***„S“*** (Stehen und Sitzen) sollten vermieden werden, stattdessen besser die beiden ***„L“*** (Liegen und Laufen) praktizieren.
- Die Beine sollten so oft wie möglich hochgelegt werden.
- Lagern Sie auch nachts die Beine etwas erhöht, damit das Blut besser zum Herzen zurückfließen kann.
- Möglichst oft die Stellung der Füße und Beine wechseln und immer wieder mit den Füßen kreisen oder wippen.
- Starten Sie in den neuen Tag, indem Sie schon im Bett mit den Beinen in der Luft ***„Fahrradfahren“***.
- Machen Sie zwischendurch Fußgymnastik – auch unter dem Bürotisch oder im Flugzeug kann man unauffällig die Füße bewegen.
- Tragen Sie keine schweren Lasten.
- Versuchen Sie, bei Vorliegen von Übergewicht dieses abzubauen.
- Raucher sollten nach Möglichkeit das Rauchen einstellen oder zumindest reduzieren.
- Vermeiden Sie Stress.
- Essen Sie viel Gemüse und Obst, während Fleisch und Wurst nur selten auf dem Speiseplan stehen sollten.

Übersäuerung führt zu Lymphstau

Durch chronische Übersäuerung des Lymphsystems entgleist die Grundregulation des Lymphsystems. Säurebildende Nahrungsmittel schwächen auf Dauer das lymphatische System, dieses kann nur noch eingeschränkt sein Arbeitspensum erledigen. Alle Aufgaben des Lymphsystems, wie die Versorgung der Zellen sowie die Entgiftung und Aufrechterhaltung des Immunsystems, sind an eine intakte Säure-Basen-Regulation gebunden. Ist das Lymphsystem dauerhaft übersäuert, werden die Lymphgefäße porös und spröde, schließlich kommt es zu Lymphstauungen und Entzündungsreaktionen.

Bevorzugen Sie deshalb eine basenüberschüssige Ernährung mit viel Gemüse und Obst. Wählen Sie idealerweise frische, unverarbeitete Lebensmittel.

Fertigprodukte, Fast Food und Süßigkeiten belasten unseren Körper nicht nur mit Säuren, sondern zusätzlich mit Schlacken und Schadstoffen. Auch der Konsum von Fleisch sollte stark eingeschränkt werden, auf Schweinefleisch sollte mit Rücksicht auf eine Entlastung des Lymphsystems ganz verzichtet werden.

Dagegen ist es ratsam, ein Glas Selleriesaft vor jeder Mahlzeit zu trinken – dies ist eine vorzügliche Maßnahme zur Entgiftung und Anregung des Lymphsystems.

Wenn die Lymphe dagegen übersäuert ist, kann sie nicht richtig fließen, der sprichwörtliche Fluss kommt ins Stocken. Die Lymphgefäße sind verstopft, verhärtet und in ihrer Form verändert, die Lymphe kann trotz aller Bemühungen nicht mehr fließen. Schlacken und Giftstoffe verhaften in der Lymphe, was zu einer schleichenden Vergiftung des Körpers führt.

Akute und chronische Beschwerden wie Verdauungsprobleme, Kopfschmerzen, Ekzeme, Cellulite, Ödeme, schwere Beine, Muskelschmerzen, Leistungsabfall, sowie chronische Bronchitis, Erkältungen und Entzündungen der Nasennebenhöhlen sowie der Mandeln können die Folge sein. Auf lange Sicht können noch ernste Erkrankungen wie Asthma, Schäden an den Venen, Arthrose, Arthritis, Gelenk- bzw. Bindegewebserkrankungen, Rheuma und Gicht hinzukommen. Auch Bluthochdruck und Übergewicht können entstehen.

Problematisch hierbei ist, dass die anfänglichen Beschwerden unspezifisch sind und nicht zwangsläufig auf eine Überlastung der Lymphe hindeuten.

So gibt es kaum spezifische Warnsignale des Körpers, welche auf eine Überforderung der Lymphe hindeuten. Viele der anfänglichen, zum Teil harmloseren Beschwerden können also oft nur als Fingerzeig dienen, dass im Körper etwas aus dem Lot geraten ist.

Darüber hinaus funktioniert auch das Immunsystem nur noch eingeschränkt: Häufige Infekte sind die Folge.

Ein saures Milieu verfestigt zudem die Eiweißproteine in der Lymphe. Die festen Eiweißbausteine versperren den ungehinderten Fluss der Lymphe, was zu einem weiteren Lymphstau führt. Übersäuerung führt zu einem Lymphstau – und umgekehrt führt Lymphstau zu einer Übersäuerung. Der Beginn eines Teufelskreises ist eingeläutet.

Zu den säurebildenden Lebensmitteln gehören z. B. Fleisch und tierische Produkte, Milch und Milchprodukte (außer Butter), Getreideprodukte, Fette und Öle, Zucker, alkoholische Getränke usw.

Zur Korrektur eines aus dem Gleichgewicht geratenen Säure-Basen-Haushalts sollte man zusätzlich mäßige Bewegung praktizieren und alle Formen von Stress ausschalten.

Zu viel Eiweiß und Fett – Gift für die Lymphe

Um das Lymphsystem zu schonen, sollte eine eiweiß- und fettarme Ernährung angestrebt werden. Große Eiweiß- und Fettmoleküle können zwangsläufig nicht über die Blutbahn transportiert werden, diese undankbare Aufgabe müssen ergo die Lymphbahnen übernehmen. Nun hat Eiweiß die Eigenschaft, Wasser wie ein Magnet an sich zu ziehen, wie ein Schwamm saugt es die lebenswichtige Flüssigkeit auf. Die aufgequollenen und verklumpten Eiweißmoleküle liegen nun wie Stolpersteine in den Lymphbahnen und erschweren der Lymphflüssigkeit das ungehinderte Weiterfließen. Die Lymphe verhärtet und wird fest. Durch die Verfestigung des Eiweißes erstarrt die Lymphflüssigkeit mehr und mehr, wodurch die Zellen nicht mehr mit Nährstoffen versorgt werden können. Auf der anderen Seite bleibt der Müll – Giftstoffe, Schlacken, Krankheitserreger, alte Zellen – in der Lymphe stecken, durch den entstehenden Lymphstau können die rettenden Lymphknoten nicht oder nicht rechtzeitig erreicht werden.

Mitunter lagert die Lymphe die Schlacken und Giftstoffe – als Notlösung sozusagen, um nicht der sofortigen Vergiftung anheimzufallen – im Bindegewebe ein. Dies ist zwar eine Erste-Hilfe-Maßnahme zur Aufrechterhaltung des Gefäßsystems – das Bindegewebe seinerseits verschlackt aber zunehmend, die Vergiftung des Körpers schreitet voran.

Die Lymphflüssigkeit leidet nicht minder, sie ist nicht mehr klar und gesund, sondern klebrig, zähflüssig, träge und schleimig.

Nicht viel besser sieht es mit einem Übermaß an gesättigten Fetten (Lipiden) in der Nahrung aus. Auch diese Stoffe nisten sich bei einem Überschuss in der Lymphe ein und versperren aufgrund ihrer Größe der Lymphflüssigkeit die ungehinderte Passage. Dies führt erst zu einem zähen Transport der in der Lymphe gelösten Stoffe, später kann es gar zum gefürchteten Lymphstau kommen.

Aus genannten Gründen ist es erstrebenswert, auf eine lymphgesunde Ernährung umzustellen. Dies bedeutet, dass die Ernährung basenüberschüssig sein sollte – es sollte also viel Obst, Gemüse und Salat auf dem Speiseplan stehen.

Da gesättigte Fette und tierisches Eiweiß zum einen säuernd im Köper wirken, zum anderen einen gesunden Lymphfluss verhindern, sollten diese Nahrungsmittel nur in Maßen gegessen werden. Das Gleiche gilt für alle Arten von Süßwaren wie Kuchen, Schokolade usw. Auch Salz sollte ganz sparsam verwendet werden, da es Körperwasser bindet. Folge hiervon sind wiederum Ansammlungen von Körperflüssigkeiten im Gewebe.

Da ein Zuviel an Nahrung generell eine Belastung für das Lymphsystem und den Körper darstellt, sollte von zu üppigen Mahlzeiten ebenfalls Abstand genommen werden.

Epilog

Probleme mit dem Lymphabfluss sind in der Bevölkerung vor allem bei Frauen weit verbreitet. Der Lymphstau kann unangenehm bis schmerzhaft sein und ein kosmetisches Problem darstellen. In fortgeschrittenen Stadien drohen Funktions- und Bewegungseinschränkungen. Die Lebensqualität und das Allgemeinbefinden von Betroffenen leiden unter dem gestörten Lymphabfluss. Ein Lymphödem sollte zeitnah und konsequent behandelt werden, um Komplikationen und dauerhafte Folgen wie die ***„Elefantenhaut"*** zu vermeiden.

Die Behandlung ist auf die Mitarbeit des Betroffenen angewiesen und bezüglich ihrer Effektivität vom Selbstmanagement abhängig.

Dieser Ratgeber soll Sie dazu befähigen, sich selbst wirksam behandeln zu können - und Sie von Gefühlen der Hilflosigkeit in der Lymphtherapie befreien.

Mithilfe der aufgezeigten Übungen und der Möglichkeiten der Selbstmassage können Sie sich jederzeit Linderung verschaffen.

Allerdings ersetzt der Ratgeber weder physiotherapeutische noch ärztliche Expertise.

Unter Berücksichtigung der Kontraindikationen (Gegenanzeigen) ist die Lymphmassage als Selbstmassage eine effektive Therapie ohne Nebenwirkungen, zusätzlich bietet sie einen Wellness- und Wohlfühleffekt.

Die Massagetechniken können Sie natürlich nicht nur bei sich selbst anwenden, sondern auch, um anderen etwas Gutes zu tun. Die Lymphmassage sollte stets in Wertschätzung durchgeführt werden, unabhängig davon, ob Sie Ihren eigenen Körper oder den eines anderen behandeln.

Die Lymphmassage profitiert von der regelmäßigen Anwendung und einem angepassten Lebensstil.

Sie werden im Verlauf des Jahres Unterschiede hinsichtlich der Funktion des Lymphsystems bemerken: In den warmen Sommermonaten führt die vermehrte Wärme zu einer Erweiterung der Gefäße, wodurch die Neigung zu Wassereinlagerungen und Ödemen erhöht wird.

Die Lymphmassage dient in dieser Zeit vor allem der schnellen Linderung von Schwere- und Spannungsgefühlen durch die Beschleunigung des Lymphabflusses.

In den kälteren und feuchten Jahreszeiten - vorwiegend in den Herbst- und Wintermonaten - tritt die Belastung durch Ödeme zurück und wird durch eine vermehrte Infektneigung ersetzt. Jetzt steht die Aktivierung des Immunsystems durch die Lymphmassage im Vordergrund, damit Sie seltener und weniger stark erkranken. Somit dient die Lymphmassage nicht nur als Behandlungsmethode im Krankheitsfall, sondern greift bereits vorbeugend ein.

Gerade zu Beginn der Therapie ist es möglich, dass Sie während der Selbstmassage noch nicht gänzlich entspannen können, weil Sie sich auf die korrekte Durchführung der Griffe, die Einhaltung des Rhythmus und gleichmäßige Bewegungen konzentrieren müssen. Sie werden jedoch bemerken, dass die Technik mit jeder Selbstmassage etwas sicherer gelingt und zunehmend in automatisierte Bewegungen übergeht. Bleiben Sie trotzdem achtsam, beobachten Sie Ihre Hände und spüren Sie in Ihren Körper hinein.

Nun trage ich die Hoffnung in mir, dass Sie diesem Buch einige wertvolle Anregungen und Impulse entnehmen, die Sie bestmöglich für sich nutzen können. Nicht jede der genannten Übungen und Therapien passt zu jedem Menschen - Ihre Intuition wird Ihnen den Weg zeigen, welche Übungen am besten zu Ihnen passen.

Auf Ihrem persönlichen Weg zu einem gesunden, glücklichen und erfüllten Leben wünsche ich Ihnen alles erdenklich Gute.
Herzlichst Ihre Apothekerin Dr. Angela Fetzner

Quellenangaben

Studien

1. Happe, S./ Peikert, A./ Siegert, R. et al. (2016): The efficacy of lymphatic drainage and traditional massage in the prophylaxis of migraine: a randomized, controlled parallel group study. Neurol Sci (2016) 37: 1627. https://doi.org/10.1007/s10072-016-2645-3.

2. Wang, T.-J./ Wang, H.-M./ Yang, T.-S. et al. (2014): The Effect of Abdominal Massage in Reducing Malignant Ascites Symptoms. Research in Nursing & Health. https://doi.org/10.1002/nur.21637.

3. Louveau, A./ Smirnov, I./ Keyes, T. J. et al. (2015): Structural and functional features of central nervous system lymphatic vessels. Nature 523, 337-341. Juli 2015. https://doi:10.1038/nature14432.

4. McNeely, M. L./ Magee, D. J./ Lees, A. W. et al (2004): The Addition of Manual Lymph Drainage to Compression Therapy For Breast Cancer Related Lymphedema: a Randomized Controlled Trial. Breast Cancer Research and Treatment. Juli 2004, Vol. 86, 2, Seiten 95-106. https://doi.org/10.1023/B:BREA.0000032978.67677.9f.

5. Ekici, G./ Bakar, Y./ Akbayrak, T. et al (2009): Comparison of Manual Lymph Drainage Therapy and Connective Tissue Massage in Women With Fibromyalgia: A Randomized Controlled Trial. Journal of Manipulative and Physiological Therapeutics. Vol. 32, 2, S. 127-133. https://doi.org/10.1016/j.jmpt.2008.12.001.

6. Bayrakci Tunay, V./ Akbayrak, T./ Bakar, Y. et al (2010): Effects of mechanical massage, manual lymphatic drainage and connective tissue manipulation techniques on fat mass in women with cellulite. Journal of the European Academy of Dermatology and Venereology. Vol. 24, 2. https://doi.org/10.1111/j.1468-3083.2009.03355.x.

7. Jamalian, S./ Jafarnejad, M./ Zawieja, S. D. et al (2017): Demonstration and Analysis of the Suction Effect for Pumping Lymph from Tissue Beds at Subatmospheric Pressure. Sci Rep. September 2017, 7, 1; 10.1038/s41598-017-11599-x.

8. Breslin, J. W. (2014): Mechanical forces and lymphatic transport. Microvasc. Res., November 2014, 96: 46-54. 10.1016/j.mvr.2014.07.013.

9. De Godoy, J. M. P./ Batigalia, F., M./ de F. G. Godoy (2002): Preliminary evaluation of a new, more simplified Physiotherapy technique for lymphatic drainage. Lymphology 35, S. 91-93.

10. https://www.researchgate.net/profile/Jose_Maria_Pereira_De_Godoy3/publication/305731208_Preliminary_evaluation_of_a_new_more_simplified_physiotherapy_technique_for_lymphatic_drainage/links/579e85b108ae6a2882f53e33/Preliminary-evaluation-of-a-new-more-simplified-physiotherapy-technique-for-lymphatic-drainage.pdf.

Printliteratur

1. Sobotta: Atlas der Anatomie des Menschen. Limitierte Jubiläums-Ausgabe: der komplette Atlas in einem Band. Herausgegeben von R. Putz und R. Pabst. Urban & Fischer, 21. Auflage in einem Band September 2004, Elsevier GmbH München; S. 21, 25.

2. Herold, G. (2015): Innere Medizin. Eine vorlesungsorientierte Darstellung. Gerd Herold (Herausgeber) und Mitarbeiter. Köln 2015. S. 843 f.

3. AMBOSS (Miamed). Stichworte: Lymphatisches System, Ödeme, Karotissinussyndrom, Spannungskopfschmerz, Migräne; zuletzt aufgerufen am 01.06.19.

4. Beck, M. F. (2010): Theory & Practice of Therapeutic Massage 5th Edition. Cengage Learning, 2010 Milady.

5. S2k Leitlinie Diagnostik und Therapie der Lymphödeme. AWMF Reg.-Nr. 058-001. Mai 2017. Zugang über https://www.awmf.org/uploads/tx_szleitlinien/058-001l_S2k_Diagnostik_und_Therapie_der_Lymphoedeme_2017-05.pdf; zuletzt aufgerufen am 29.05.19.

Internetquellen

1. https://www.amoena.com/de/amoena-life/bewegungen-die-den-lymphfluss-anregen/; zuletzt aufgerufen am 28.05.19

2. http://www.lipoedemportal.de/lipoedem-selbst-behandeln.htm; zuletzt aufgerufen am 28.05.19

3. https://www.wellnessheimstudium.de/krankheit-therapie/lymphdrainage-selber-machen; zuletzt aufgerufen am 28.05.19

4. https://www.spektrum.de/lexikon/biologie/lymphe/40286; Copyright 1999 Spektrum Akademischer Verlag, Heidelberg; zuletzt aufgerufen am 28.05.19

5. https://portal.massage-expert.de/massage-lexikon/lymphmassage/; zuletzt aufgerufen am 29.05.19

6. https://www.munterundmehr.com/gesichts-lymphdrainage-in-nur-10-minuten/; zuletzt aufgerufen am 30.05.19

7. https://www.netdoktor.de/therapien/lymphdrainage/; zuletzt aufgerufen am 30.05.19

8. https://www.dr-gumpert.de/html/lymphdrainage.html#c170940; zuletzt aufgerufen am 31.05.19

9. https://www.vodderakademie.com/lymphdrainage-ausbildung/manuelle-lymphdrainage-das-original/dr-emil-vodder-historie.html; zuletzt aufgerufen am 31.05.19

10. http://ausbildung.vodderakademie.com/lymphdrainage-fortbildung/lymphdrainage-dr-vodder/lymphdrainage-griffe; zuletzt aufgerufen am 31.05.19

11. http://www.greensoul.de/trockenbuersten/#Anleitung%E2%80%935-einfache-Schritte-beim-Trockenbuersten; zuletzt aufgerufen am 01.06.19

12. https://www.erkaeltet.info/erkaeltung/behandlung/hausmittel/anwendungen/massage/; zuletzt aufgerufen am 01.06.19

13. https://www.aerztezeitung.de/medizin/krankheiten/schmerz/kopfschmerzen/article/807820/uebung-lindert-spannungskopfschmerzen.html; zuletzt aufgerufen am 01.06.19

Videoquellen

1. https://www.youtube.com/watch?v=RqDVcs95SdM&list=PLgmrffBX535wHYXhtzEkhqbwhl_AL8fBt; zuletzt aufgerufen am 29.05.19

2. https://www.youtube.com/watch?v=IwPShvJt-G8; zuletzt aufgerufen am 29.05.19

3. Dr. Annette Jasper: #030 Lymphmassage | Wie und warum das Lymphsystem für unseren Körper so wichtig ist. https://www.youtube.com/watch?v=91669IxCb58; zuletzt aufgerufen am 29.05.19

4. Manuelle Lymphdrainage nach Dr. Vodder - Pumpgriff. Ausführung durch Prof. Hildegard Wittlinger. https://www.youtube.com/watch?v=Cxt0c5JBzWU; zuletzt aufgerufen am 31.05.19

5. Manuelle Lymphdrainage nach Dr. Vodder - Drehgriff. Ausführung durch Prof. Hildegard Wittlinger. https://www.youtube.com/watch?v=Ehl-TWvY5Xo; zuletzt aufgerufen am 31.05.19

6. Manuelle Lymphdrainage nach Dr. Vodder - Stehender Kreis. Ausführung durch Prof. Hildegard Wittlinger. https://www.youtube.com/watch?v=1uwvvw-Ms2k&feature=youtu.be; zuletzt aufgerufen am 31.05.19

7. Manuelle Lymphdrainage nach Dr. Vodder - Schöpfgriff. Ausführung durch Prof. Hildegard Wittlinger. https://www.youtube.com/watch?v=fRmKpP28wJw; zuletzt aufgerufen am 31.05.19

8. Lymphdrainage am Arm & Bein. https://www.youtube.com/watch?v=Yxc097pislQ; zuletzt aufgerufen am 01.06.19

9. Eigenübung Lymphdrainage der Beine. https://www.youtube.com/watch?v=4wM35lWYu2I; zuletzt aufgerufen am 01.06.19

Zur Autorin

Dr. Angela Raab geb. Fetzner, geboren in Bad Kissingen, ebenda auch aufgewachsen.

Studium der Pharmazie in Würzburg, anschließend Approbation zur Apothekerin. Aufbaustudium der Pharmaziegeschichte in Marburg, Abschluss als Pharmaziehistorikerin.

Dort auch Promotion zum Dr. rer. nat.

Seit 1996 bis dato Arbeit in öffentlichen Apotheken und Krankenhausapotheken in ganz Deutschland sowie der Schweiz. Daneben Seminartätigkeit im In- und Ausland.

Von 2012-2022 Veröffentlichung von mehr als 50 Ratgebern und Fachbüchern v. a. zu verschiedenen Gesundheitsthemen, die Hunderttausende von Lesern begeistern.

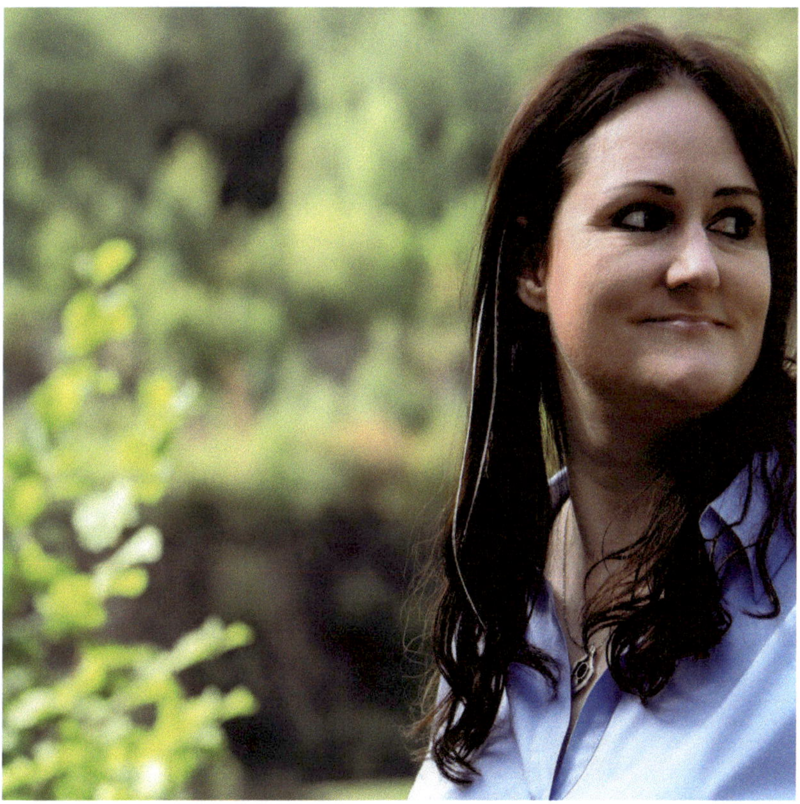

Ein herzliches Dankeschön

- an dieser Stelle an alle werten Leserinnen und Lesern. Lob, Kritik oder Anregungen können Sie mir gerne auf meiner Facebook-Seite
https://www.facebook.com/AngelaFetzner
oder auf meiner Autorenhomepage mitteilen:
http://www.angela-fetzner.de

Bücher von Dr. Angela Fetzner

Finden Sie alle auf der Autorenhomepage:
http://www.angela-fetzner.de
Auf meiner Homepage finden Sie nicht nur alle meine Bücher und E-Books. Darüber hinaus möchte ich meinen Leserinnen und Lesern auch einen besonderen Service bieten. So stelle ich auf meiner Homepage regelmäßig Onlinelesungen von mir ein, weiter schreibe ich Blogartikel zu verschiedenen Themen sowie Rezensionen zu diversen Büchern.
Hier können Sie sich auch für meinen Newsletter anmelden, um regelmäßig Informationen über neue Bücher, Preisaktionen, Verlosungen und Gesundheitstipps zu erhalten.
Außerdem finden Sie meine E-Books in allen führenden Online Shops und die Druckbücher im Versand- und Standardbuchhandel.
Sie finden mich auch in den sozialen Netzwerken:
Facebook, Twitter, Instagram und Youtube.

Leseprobe

Dr. Angela Fetzner

Die Nieren

Kraftwerk und Klärwerk

Entgiften, Reinigen, Stärken

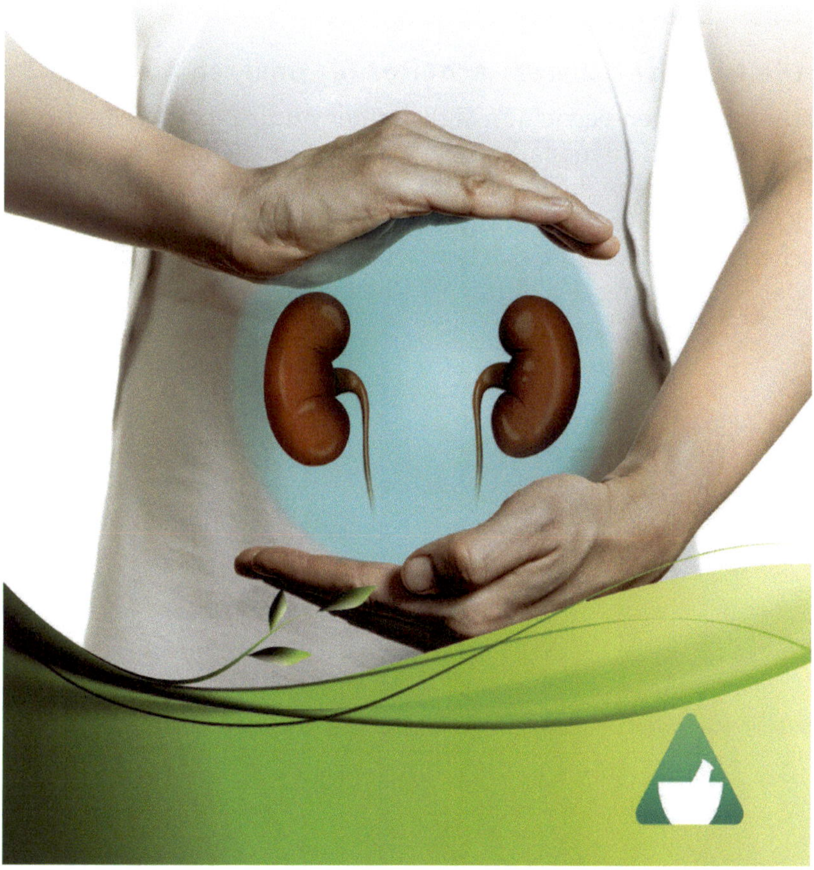

Die Nieren - Kraftwerk und Klärwerk

Die Niere - Das vergessene Organ

Obwohl mehr als zehn Prozent der Bevölkerung hierzulande an einer Erkrankung der Nieren leiden, ist das Thema Nierengesundheit kaum im öffentlichen Bewusstsein. Dies ist umso dramatischer, da Nierenerkrankungen oft erst sehr spät erkannt werden und viele Betroffene nichts von ihrer Erkrankung wissen.

Die Nieren sind die Kläranlagen des Körpers

Die Hauptaufgabe der Nieren ist die Entgiftung des Körpers. - Schadstoffe werden aus dem Blut entfernt und später über den Harn ausgeschieden. So filtern die Nieren sagenhafte 300 Mal täglich die gesamte Blutmenge, was insgesamt etwa 1500 Liter Flüssigkeit ergibt.

Die Nieren - Schwerstarbeiter für unseren Körper

Unsere Nieren verrichten täglich unermüdlich und weitgehend unbeachtet Schwerstarbeit. So sorgen sie neben der Entgiftung für einen ausgeglichenen Elektrolyt- und Wasserhaushalt des Körpers. Weiter sorgen die kleinen Organe für gesunde Knochen, sie aktivieren das lebenswichtige Vitamin D und sind an der Regulierung des Blutdrucks beteiligt.

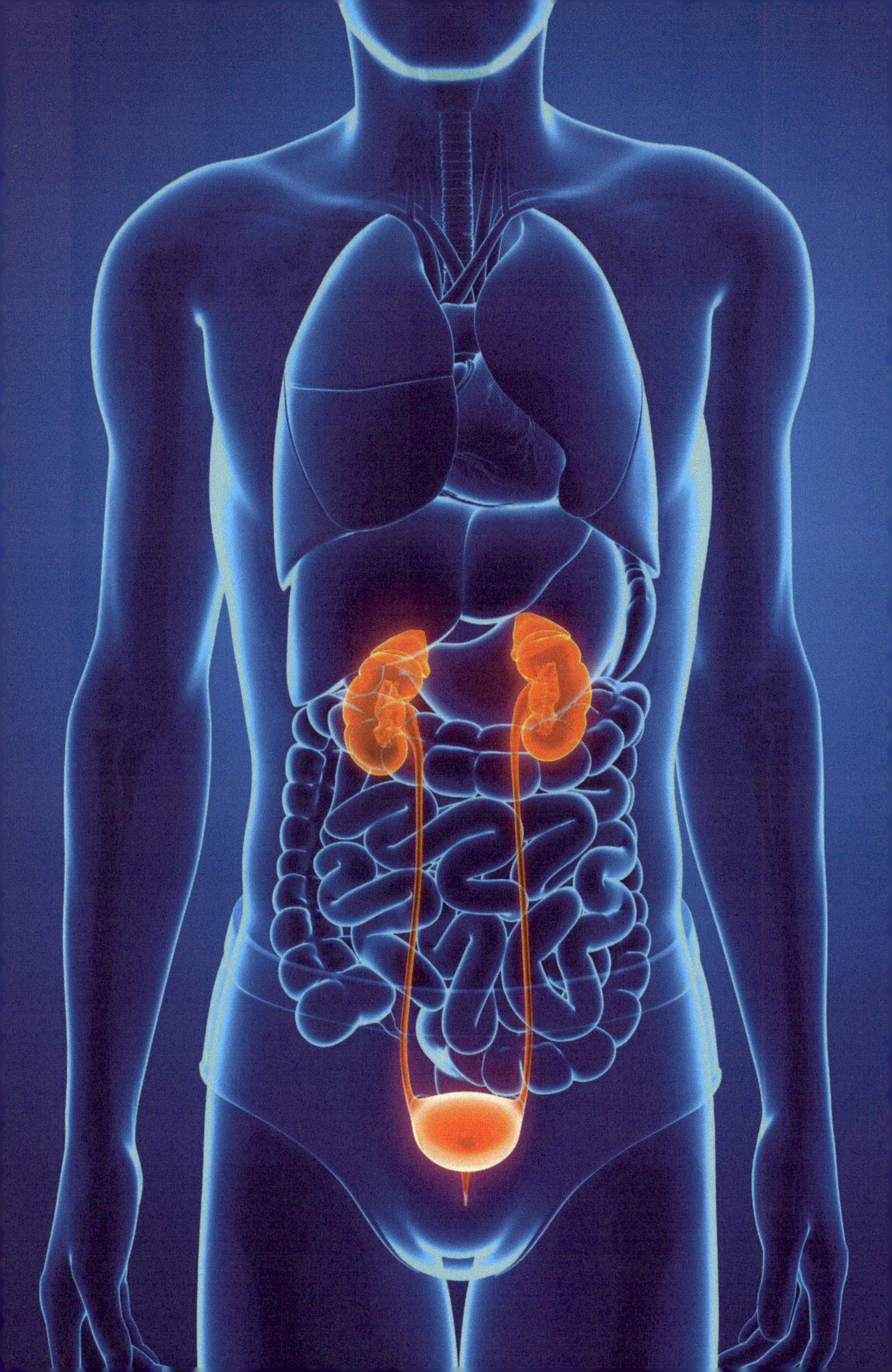

Nieren leiden lange still

Störungen und Erkrankungen der Nieren spürt man meist über lange Zeit überhaupt nicht. - Deshalb spricht man hier auch von der stummen und lautlosen Gefahr. Hinzu kommt, dass die Symptomatik von Nierenerkrankungen oft derart unspezifisch ist, dass man gar nicht an die Nieren denkt. Wer würde bspw. bei Beschwerden wie Müdigkeit, Abgeschlagenheit, Schlaflosigkeit, Konzentrationsstörungen oder Kopf- und Rückenschmerzen an kranke Nieren denken? Auch Bauchschmerzen, Übelkeit, trockene und juckende Haut können Anzeichen einer Nierenerkrankung sein. Neben physischen Erkrankungen kann es auch zu psychischen Veränderungen wie Reizbarkeit, Teilnahmslosigkeit, Gedächtnisstörungen und Depressionen kommen.

Warum die Nieren nur wenig verzeihen

Im Gegensatz zu anderen Organen - wie etwa der Leber - können sich die Nieren bei bereits eingetretener Schädigung nicht mehr vollständig regenerieren. Dazu kommt, dass geschwächte und nicht mehr voll funktionsfähige Nieren sich auf die Gesundheit des gesamten Organismus auswirken. Denn die einzelnen Organe arbeiten wie Zahnräder in einem Getriebe zusammen, und gerade die Nieren sind an vielen wichtigen Schaltstellen im Körper beteiligt.

Was hält die Nieren gesund? - Die ganzheitliche Nierenreinigung

Eine regelmäßige Entgiftung der Nieren ist von immenser Bedeutung, da funktionsfähige Nieren unabdingbar für die physische und psychische Gesamtgesundheit des Organismus sind.

In diesem Buch werden alle natürlichen Therapien und Behandlungsmethoden geschildert, die sich als wirksam für eine grundlegende Entgiftung und Stärkung der Nieren erwiesen haben.

Es handelt sich hierbei um alltagstaugliche, motivierende und effiziente Maßnahmen zur Selbstbehandlung. Hierzu gehören alle Maßnahmen zur Entgiftung und Stärkung der Nieren wie Heilpflanzentherapie, Wärmetherapie, Ernährungstherapie sowie Homöopathie und Schüßler-Salze. Auch Abbau von Stress mittels spezifischer Entspannungstechniken sowie moderate Bewegung mit speziellen Übungen zur Stärkung der Nieren gehören zu diesem harmonischen, aufeinander abgestimmten Programm.

Mit Unterstützung der vorgestellten, ausgewählten Methoden und Therapien zur Entgiftung und Stärkung der Nieren bringen Sie Ihre Nieren wieder auf Vordermann. Infolgedessen werden Sie bereits nach kurzer Zeit wieder mehr Vitalität, Kraft und Lebensfreude verspüren.

Die Autorin berät und informiert als promovierte Apothekerin seit mehr als zwei Jahrzehnten zahlreiche Kunden. Als unabhängige Autorin und Apothekerin fühlt sich die Verfasserin dieses Buchs nur der Gesundheit und dem Wohl der Menschen verpflichtet.

Herzlichst Ihre Apothekerin Dr. Angela Fetzner

Prolog

Die Nieren - Schwerstarbeiter für unseren Körper

Unsere Nieren verrichten täglich unermüdlich und weitgehend unbeachtet Schwerstarbeit. So sind sie rund um die Uhr für uns tätig - sie filtern und entgiften ca. 300 Mal pro Tag die gesamte Blutmenge unseres Körpers (ca. fünf bis sechs Liter). Das entspricht 1,2 Liter Blut pro Minute oder 72 Liter Blut pro Stunde. In der Summe bedeutet das sagenhafte 1800 Liter Flüssigkeit je Tag, was etwa zehn gut gefüllten Badewannen Flüssigkeiten entspricht.

Das Filtersystem der Niere - Die Entgiftungszentrale

Die Niere ist unser Hauptausscheidungsorgan für Schadstoffe aller Art. Nicht zu Unrecht werden die Nieren deshalb auch als Klärwerk oder Waschmaschine unseres Körpers bezeichnet. So verfügen die Nieren über ausgeklügelte Filterstationen, in denen Millionen Gefäßknäuel im Dienst der Entgiftung stehen. Die Filterstationen trennen hierbei wieder verwertbare und nützliche Stoffe von jenen, die überflüssig oder schädlich sind und daher ausgeschieden werden müssen.

Die Guten ins Töpfchen, die Schlechten ins Kröpfchen

In den Filterstationen der Nieren wird das Blut gereinigt - aus dem Primärharn werden letztendlich ca. zwei Liter Endharn gebildet, der den Körper verlässt. Die Hauptaufgabe der Nieren ist die Reinigung des Blutes von Giftstoffen, die wir letztlich mit dem Urin ausscheiden. Die Nieren befreien unser Blut hierbei von Abbauprodukten des Stoffwechsels, von Umweltgiften, Medikamentenrückständen und anderen Schadstoffen. Auch überflüssige Salze werden mittels des Harns aus dem Körper katapultiert. Andererseits werden Wasser, Salze, Blutzellen und Hormone wieder in den Blutkreislauf zurückgeführt.

Die Niere - Ein komplexes und raffiniertes Gebilde

Obwohl die bohnenförmigen Organe mit ihren jeweils etwa 200 g Gewicht und zehn cm Länge sehr kleine Organe sind, erfüllen sie viele lebenswichtige Aufgaben in unserem Körper und leisten tagtäglich Knochenarbeit.

Der Bau der Nieren ist optimal auf ihre verschiedenen Funktionen abgestimmt. So wird das Blut durch ein ausgefeiltes System von mehr als einer Million kilometerlange, verschlungene, röhrenförmige Filtereinheiten geleitet, die im Innern der Niere angeordnet sind.

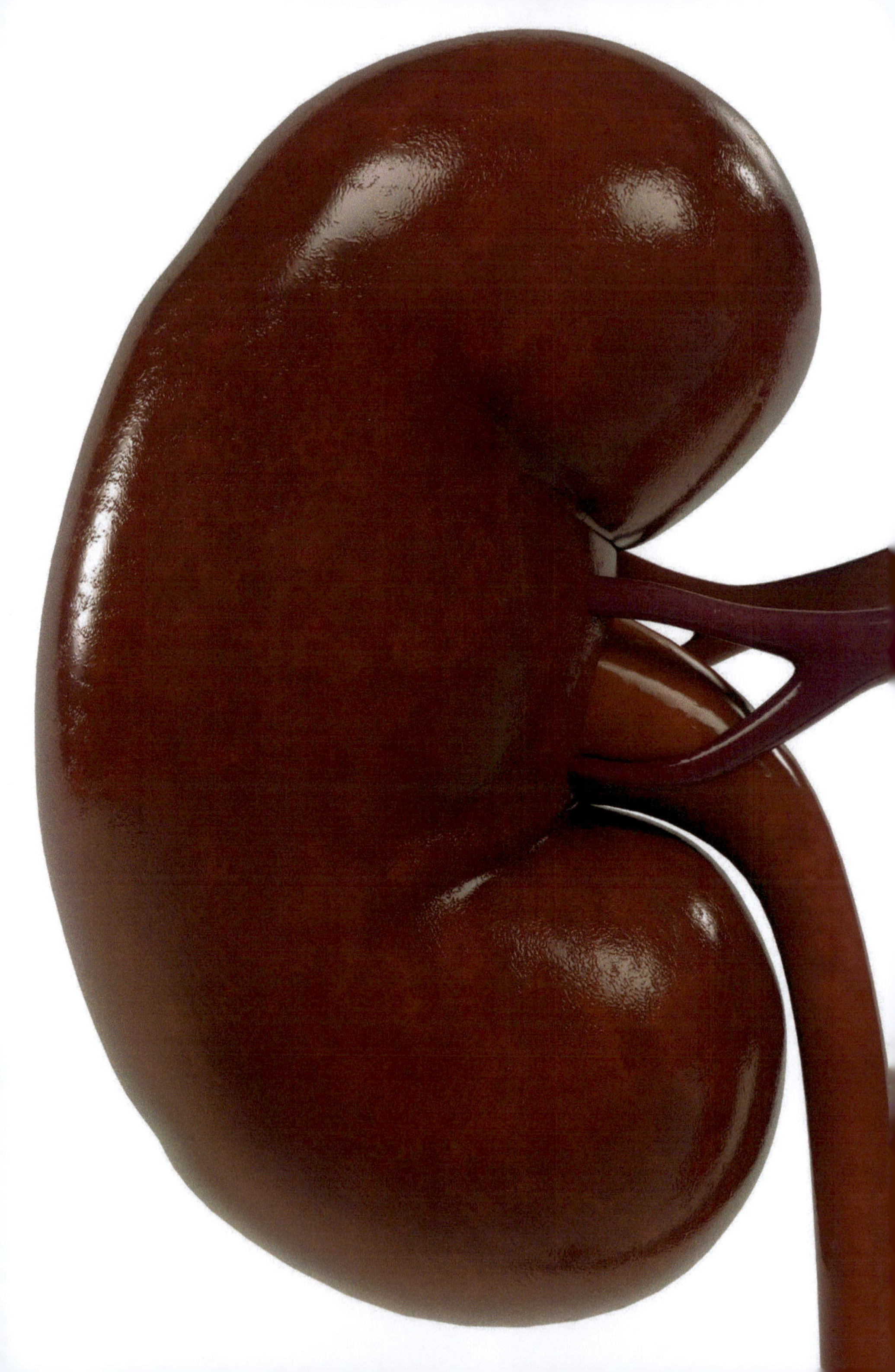

Die Nieren sind paarig angelegte Organe, die sich beiderseits der Wirbelsäule etwa in Höhe der unteren Rippen an der hinteren Bauchwand befinden. Geschützt werden die Organe jeweils von einer Fettschicht, die wiederum von einer Bindegewebsschicht umgeben ist.

Die Nieren sind gut durchblutet

Die Nieren sind viel stärker durchblutet als etwa die viel größeren Organe Leber oder der Herzmuskel. Obwohl die Nieren nur rund ein Prozent des Körpergewichts ausmachen, durchströmt ein Fünftel des gesamten Blutes die Nieren. Diese gute Versorgung mit Blut ist nicht etwa eine Laune der Natur. - Denn um ihren Ausscheidungs- und Entgiftungsfunktionen nachkommen zu können, müssen beide Nieren optimal mit Blut versorgt werden.

Die Nieren sind Multitalente

Die Nieren sind aber bei Weitem nicht nur für die Entgiftung zuständig. Die Nieren regulieren den Flüssigkeits- und Mineralstoffgehalt des Körpers und das Säure-Basen-Gleichgewicht. Auch bei der Regulierung des Blutdrucks spielen die Nieren an vorderster Front. Die Überwachung des Sauerstoffgehalts im Blut ist eine weitere wichtige Aufgabe der Nieren. Sinkt der Sauerstoffgehalt des Blutes, bilden sie das Hormon Erythropoetin, das wiederum im Knochenmark die Bildung roter Blutzellen anregt. Außerdem überführen die Nieren Vitamin D in seine aktive Form, das Calcitriol.

Nierenerkrankungen - Die unbekannte Volkskrankheit

Die Niere ist sowohl im öffentlichen Bewusstsein als auch in Fachkreisen das ***„vergessene Organ“*** - was zur Folge hat, dass enorme Defizite in der Versorgung von Patienten mit Nierenerkrankungen bestehen. Während bspw. die Prävention und Therapie von Herz-Kreislauf-Erkrankungen auch in der Allgemeinpraxis angekommen ist und die Mortalität von Herz-Kreislauf-Erkrankungen hierzulande rückläufig ist, können wir - was Nierenerkrankungen betrifft - einen gegenteiligen Trend feststellen. Obwohl schätzungsweise bereits ca. jeder zehnte Deutsche an einer chronischen Nierenkrankheit leidet und die Tendenz der Nierenerkrankungen steigend ist, ist das Thema ***„Niere“*** kaum präsent. Besonders alarmierend ist auch die Tatsache, dass nur etwa ein Drittel der Betroffenen von der eigenen Nierenerkrankung weiß. - und somit wird auch die Chance verpasst, dem Fortschreiten der Erkrankung rechtzeitig entgegenzuwirken.

Die Nieren leiden lange still

Störungen und Erkrankungen der Nieren spürt man meist über lange Zeit überhaupt nicht. - Deshalb spricht man hier auch von der stummen und lautlosen Gefahr. Denn obwohl man keine Beschwerden hat, können die Nieren dennoch schon lange leiden und krank sein.

Melden sich die Nieren dann doch einmal und weisen auf ihre Probleme und Beschwerden hin, so ist die Symptomatik oft derart unspezifisch, dass man gar nicht an die Nieren denkt.

So können bspw. Müdigkeit, Appetitlosigkeit, Kopf- und Rückenschmerzen auch Zeichen ganz anderer Funktionsstörungen des Körpers sein. - Kaum jemand würde bei diesen uncharakteristischen Beschwerden an eine Nierenproblematik denken.

Aus diesen Gründen wird die immense Bedeutung der Nieren von den meisten Menschen unterschätzt. - und einsetzende Probleme werden daher auch viel zu oft nicht ernst genommen. Während ein krankes Herz oder ein angeschlagener Magen oft zahlreiche, auch spezifische Beschwerden bereiten, leidet die Niere leise. - und verliert so häufig unterdessen ihre Funktion, ohne dass gravierende Symptome die aussichtslose Lage der Nieren verraten würden. Zum anderen erliegen viele Betroffene dem weit verbreiteten Irrtum, dass eine erkrankte Niere kein großes Problem sei, da noch eine zweite Niere in petto ist. Diese Ansicht ist jedoch nicht korrekt - denn beide Nieren bilden ein gemeinsames System. Ist die eine Niere krank, leidet auch die andere.

Weiter kommt es auch beim Arzt nicht selten vor, dass grenzwertige Nierenwerte übersehen, als unwichtig eingestuft oder als altersgerecht abgetan werden. Kein Wunder also, dass eine Nierenkrankheit oft erst spät erkannt wird.

Viele Arten von Nierenerkrankungen werden erst im fortgeschrittenen Stadium diagnostiziert. - Im Frühstadium werden Nierenerkrankungen meist nur zufällig entdeckt, obwohl durch einfache Urin- und Bluttests Einschränkungen der Nieren schon frühzeitig feststellbar wären. So wird eine chronische ***Niereninsuffizienz*** (**Nierenschwäche**) meist erst diagnostiziert, wenn die Nieren nur noch 60 % ihrer normalen Leistung erbringen.

Im fortgeschrittenen Stadium einer Nierenerkrankung ist häufig der gesamte Körper in Mitleidenschaft gezogen. - Sämtliche Organe werden durch die nicht mehr ausreichende Entgiftungsfähigkeit der Nieren geschädigt, es erfolgt eine langsame und schleichende Vergiftung des Körpers. Da die Nieren zudem in viele wichtige Aufgaben eingebunden sind, die sie nicht mehr erfüllen können, kommt es bei fortschreitendem Funktionsverlust der Nieren zu massiven Störungen des Wasserhaushalts, auch der Säure-Basen- und der Elektrolythaushalt des Körpers geraten außer Kontrolle.

Auch andere Organsysteme werden geschädigt, weiter entgleist der Blutdruck, und das Herz-Kreislauf-System verändert sich pathologisch. Das Immunsystem ist geschwächt, der Körper ist anfällig für allfällige Infektionen.
Die durch die ausbleibende Bildung von Erythropoetin einsetzende Blutarmut (**Anämie**) führt zu Müdigkeit, allgemeiner Schwäche sowie abnehmender körperlicher und geistiger Belastbarkeit. Da die Nieren nach und nach ihre Funktion einstellen, ist die abgegebene Urinmenge nur noch gering. Durch die immer weiter einsetzende Vergiftung des Körpers kommt es zu Benommenheit, Gedächtnis- und Konzentrationsstörungen. Außerdem werden die Betroffenen von starkem Juckreiz geplagt.
Im Endstadium der Niereninsuffizienz - man spricht von terminalen Nierenversagen - kommt es zu ***Ödemen*** (**Wassereinlagerungen**), Luftnot sowie zu Übelkeit, Durchfällen und Erbrechen. Weitere Begleiter des Nierenversagens sind Benommenheit, Schläfrigkeit, weiter kann es zu Herzrhythmusstörungen, Krämpfen und komatösen Zuständen kommen. Fällt die Organfunktion auf weniger als zehn Prozent, muss das Blut künstlich gewaschen werden (***Dialyse***). Als weitere Möglichkeit bleibt die Nierentransplantation, wobei es nicht genügend Spenderorgane für alle betroffenen Patienten gibt.

Ende der Leseprobe

Volkskrankheit Bluthochdruck - Die schleichende Gefahr

Schätzungsweise 20 Millionen Deutsche leiden unter einem erhöhten Blutdruck. Verlässliche Zahlen hierzu gibt es allerdings nicht, da viele Betroffene überhaupt nichts von ihrer Erkrankung wissen.

Bluthochdruck entwickelt sich schleichend, weshalb die heimtückische Krankheit auch als ***„stummer Killer"*** bezeichnet wird. Die ganze Tragweite der Erkrankung wird oft erst klar, wenn ernsthafte Folgeerkrankungen, wie Herzinfarkt und Schlaganfall, auftreten. Doch soweit muss es nicht kommen. Legen Sie einem hohen Blutdruck beizeiten das Handwerk und verweisen Sie ihn in die für ihn vorgesehenen Schranken.

Ein gesundes Herz ist der Schlüssel zu einem gesunden und vitalen Leben

Leiden auch Sie unter einem erhöhten Blutdruck und möchten selbst etwas dagegen tun? Die gute Nachricht lautet: Die Krankheit ist sehr gut therapierbar und in den meisten Fällen lassen sich erhöhte Blutdruckwerte auf natürliche Weise senken. Oft sind die Erfolge hierbei so groß, dass keine blutdrucksenkenden Medikamente (mehr) benötigt werden.

Unterstützen Sie Ihr Herz durch die ganzheitliche Blutdrucktherapie

In diesem Buch werden alle natürlichen Therapien und Behandlungsformen geschildert, die sich als wirksam in der Therapie des Bluthochdrucks erwiesen haben. Es handelt sich hierbei um alltagstaugliche, motivierende und effiziente Maßnahmen zur Selbstbehandlung. Hierzu gehören wirksame Methoden zum Abbau von Stress, moderate Bewegung, eine ausgewogene Ernährung und viele weitere natürliche Therapien wie Homöopathie, Einsatz von Schüßler-Salzen usw.

Dr. Angela Fetzner

Blutdruck senken ohne Medikamente

Natürliche Maßnahmen zur Selbsttherapie

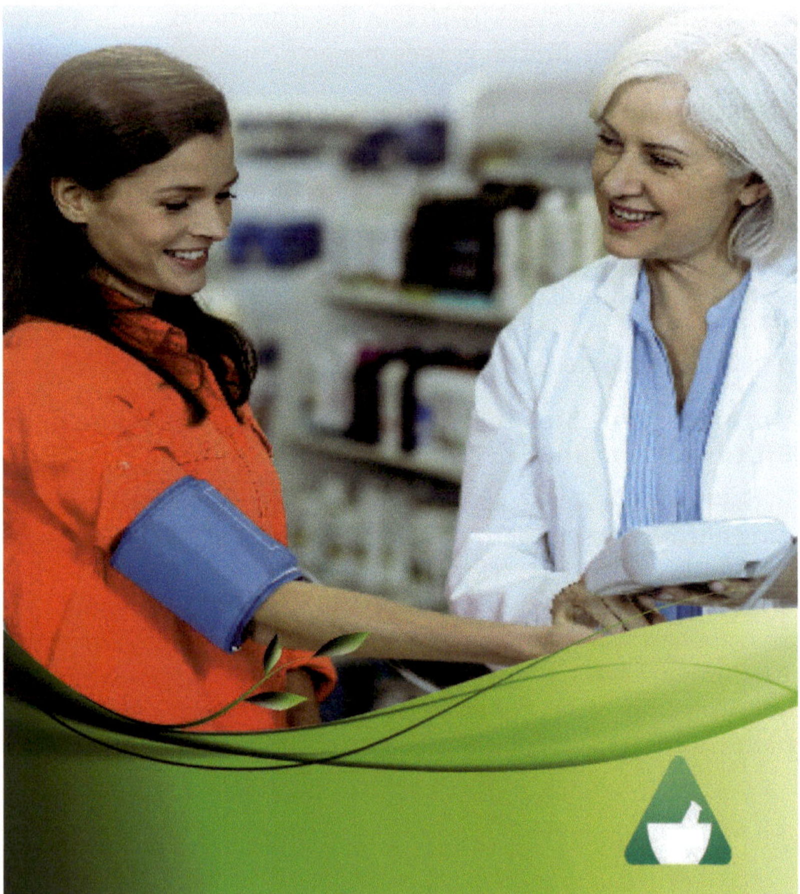

206

Die Lymphe - Das Original

Auf über 350 DIN A5 Seiten (Druckausgabe) finden Sie erstmals alles Wissenswerte über die Lymphe - Wie funktioniert das Lymphsystem, wie wird die Lymphe aktiviert, entgiftet und im Fluss gehalten.

Das Lymphsystem - Kläranlage unseres Körpers

Als Müllabfuhr des Körpers vernichtet das Lymphsystem schädliche und unbrauchbare Stoffe wie Krankheitserreger, Toxine und Zelltrümmer. Das Lymphsystem ist daher ein überaus wichtiger Teil der Immunabwehr und der körpereigenen Entgiftung.

Die ganzheitliche Lymphreinigung - Der Weg zur Heilung beginnt mit fließender Lymphe

In diesem Buch werden alle natürlichen Therapien und Behandlungsmethoden zur Entgiftung und Reinigung beschrieben. Es handelt sich hierbei um alltagstaugliche, motivierende und effiziente Maßnahmen zur Selbstbehandlung. Hierzu gehören alle Maßnahmen zur Entgiftung wie Heilpflanzentherapie, Homöopathie, Schüßler-Salze, spezifische Reinigung der Lymphe, Wasseranwendungen, Abbau von Stress, moderate Bewegung usw. Weiter wird geschildert, wie eine geeignete Ernährung den Lymphfluss unterstützt. - Ein spezieller Rezeptteil mit vielen leckeren und bebilderten Rezepten zeigt, dass man hierbei nicht auf Genuss verzichten muss.

Daneben enthält der Ratgeber 73 präzise beschriebene, bebilderte Anleitungen zu:

- Selbstmassage
- Lymphmassage
- Spezieller Gymnastik für die Lymphe
- Faszientraining für die Lymphe
- Qi Gong für die Lymphe
- Speziellen Yoga-Übungen für die Lymphe
- Speziellen Atemübungen

Dr. Angela Fetzner

Die Lymphe

Die verborgene Heilquelle unseres Körper

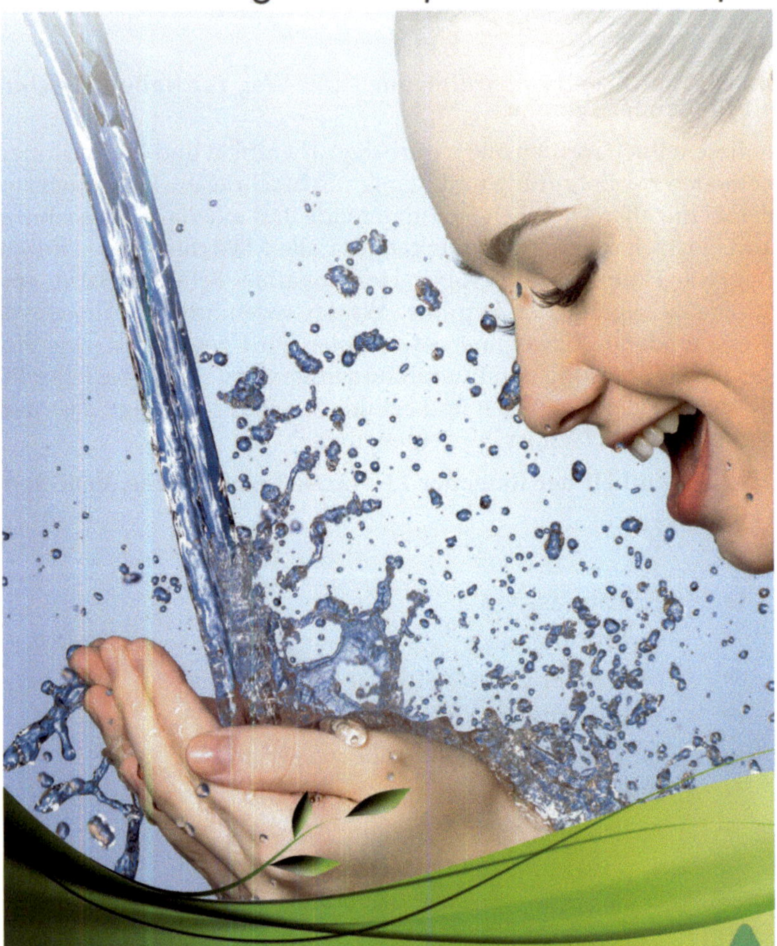

208